Best of Therapie

Mit „Best of Therapie" zeichnet Springer die besten Masterarbeiten aus den Bereichen Ergotherapie, Logopädie und Physiotherapie aus. Inhalte aus den etablierten Bereichen der Therapiewissenschaft, Pädagogik, des Gesundheitsmanagements und der Grundlagenforschung finden hier eine geeignete Plattform. Die mit Bestnote ausgezeichneten Arbeiten wurden durch Gutachter empfohlen und behandeln aktuelle Themen rund um die Therapiewissenschaften im Gesundheitswesen. Die Reihe wendet sich an Praktiker und Wissenschaftler gleichermaßen und soll insbesondere auch Nachwuchswissenschaftlern Orientierung geben.

Weitere Bände in der Reihe http://www.springer.com/series/15357

Andreas Wolfs

Konstruktivistische Sichtweisen in der logopädischen Therapie

Zielgerichtete Patientenorientierung durch eine einheitliche Begriffswelt

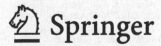 Springer

Andreas Wolfs
Neustadt, Deutschland

ISSN 2569-9520 ISSN 2569-9539 (electronic)
Best of Therapie
ISBN 978-3-658-24302-9 ISBN 978-3-658-24303-6 (eBook)
https://doi.org/10.1007/978-3-658-24303-6

Die Deutsche Nationalbibliothek verzeichnet diese Publikation in der Deutschen National-
bibliografie; detaillierte bibliografische Daten sind im Internet über http://dnb.d-nb.de abrufbar.

Springer ist ein Imprint der eingetragenen Gesellschaft Springer Fachmedien Wiesbaden GmbH und
ist ein Teil von Springer Nature
Die Anschrift der Gesellschaft ist: Abraham-Lincoln-Str. 46, 65189 Wiesbaden, Germany

Geleitwort

Die hier veröffentlichte Arbeit entstand als Abschlussarbeit des Master-Fernstudienganges Erwachsenenbildung des Distance and Independent Studies Center (DISC) der Technischen Universität Kaiserslautern. Das DISC ist einer der führenden Anbieter postgradualer Fernstudiengänge in Deutschland und verfügt über eine mehr als 25jährige Erfahrung in der Entwicklung und Gestaltung akademischer Angebote eines angeleiteten Selbststudiums.

Im Rahmen der Arbeit mit dem Originaltitel "Konstruktivismus in der Logopädie. Übertragung von Schlüsselbegriffen der systemisch-konstruktivistischen Pädagogik auf die logopädische Therapie" untersucht der Autor Andreas Wolfs die Anwendbarkeit von Schlüsselbegriffen einer systemisch-konstruktivistischen Pädagogik auf die Phasen der logopädischen Therapie, die Belange der Patientinnen und Patienten durch Einbezug des bio-psycho-sozialen Gesundheitsmodells sowie das Clinical Reasoning der Therapeutinnen und Therapeuten.

Inhaltlich bietet diese Arbeit Anregungen sowohl für die Erwachsenenpädagogik als auch für die Sprachtherapie. In der Erwachsenenbildung Tätige können durch die Berücksichtigung der Erkenntnisse ihre Möglichkeiten im Bereich der Aus- und Weiterbildung von therapeutischen Berufen erweitern. Sprachtherapeutinnen und -therapeuten kann der Einbezug eines systemisch-konstruktivistischen Paradigmas in ihre Begriffswelt die Chance bieten, sich noch intensiver auf ihre Patientinnen und Patienten einzulassen und individuelle und alltagsorientierte Therapien zu gestalten.

Dem Autor gelingt eine theoretisch fundierte Zusammenfassung und eine strukturierte Übertragung systemische-konstruktivistischer Fachbegriffe auf die logopädische Praxis.

Prof. Dr. Dr. h.c. Rolf Arnold, *Professor für Berufs- und Erwachsenenpädagogik an der Technischen Universität Kaiserslautern, wissenschaftlicher Direktor des DISC und fachlicher Leiter des Fernstudiengangs Erwachsenenbildung*

Dr. Birgit Michel-Dittgen, *Mentorin im Fernstudiengang Erwachsenenbildung, Personalentwicklerin an der Universität des Saarlandes, Systemische Beraterin und Therapeutin (SGST)*

Inhaltsverzeichnis

Abbildungsverzeichnis

Tabellenverzeichnis

Abkürzungsverzeichnis

BGB	Bürgerliches Gesetzbuch
dbl	Deutscher Bundesverband für Logopädie e.V.
DIMDI	Deutsches Institut für Medizinische Dokumentation und Information
GKV	Gesetzliche Krankenversicherung
HeilM-RL	Heilmittelrichtlinie
ICD	Statistical Classification of Diseases
ICF	International Classification of Functioning, Disability and Health
LogAPro	Ausbildungs- und Prüfungsordnung für Logopäden
LogopG	Gesetz über den Beruf des Logopäden
SGB V	Fünftes Buch Sozialgesetzbuch
SYGESTI	Systemischer Ansatz für den Umgang mit gestörter Stimme
WHO	Weltgesundheitsorganisation

Abstract

Titel:

Konstruktivismus in der Logopädie
Übertragung von Schlüsselbegriffen einer systemisch-konstruktivistischen Pädagogik auf die logopädische Therapie

Hintergrund:

Systemisch, konstruktivistische Sichtweisen werden anerkannter Weise in der Pädagogik ausgedeutet. Ein Übertrag auf die Logopädie hat bislang nur vereinzelt und in spezifischen Kontexten stattgefunden.

Zielstellung:

Ziel der Arbeit ist die Überprüfung einer allgemeinen Anwendbarkeit der Begriffswelt einer systemisch, konstruktivistischen Pädagogik in der logopädischen Therapie. Dabei werden neben den Patientinnen und Patienten durch Einbezug der ICF, das Clinical Reasoning der Therapeutinnen und Therapeuten sowie die verschiedenen Therapiephasen betrachtet.

Methode:

Die Arbeit entsteht als theoretische Arbeit auf der Basis vorhandener Literatur. Verwendet werden sowohl Quellen zur detaillierten Ausdeutung der Schlüsselbegriffe einer systemisch-konstruktivistischen Pädagogik, als auch Literatur zur Beschreibung der betrachteten Aspekte der logopädischen Therapie.

Ergebnisse:

Die Schlüsselbegriffe einer systemisch-konstruktivistischen Pädagogik beweisen ihre Viabilität sowohl bei der Beschreibung der ICF, des Clinical Reasonings als auch der Therapiephasen. Dabei tragen sie dazu bei, komplexe therapeutische Situationen, Handlungen und Interaktionen treffend und einheitlich zu beschreiben.

Schlussfolgerungen:

Die Nutzung der Schlüsselbegriffe einer systemisch-konstruktivistischen Pädagogik bietet Therapeutinnen und Therapeuten die Möglichkeit, sich noch individueller auf die Bedürfnisse und Wünsche ihrer Patientinnen und Patienten einlassen zu können. Für die Erwachsenenpädagogik bietet sich die Chance, ihre Bedeutung als Grundlagenwissenschaft für den therapeutischen Bereich zu vergrößern.

1   Einleitung

Diese Masterarbeit untersucht die Übertragbarkeit von Aspekten einer systemisch-konstruktivistischen Pädagogik auf die logopädische Therapie. Die Grundidee dafür entstand in den Jahren 2013 bis 2016 während der parallel zum Studium der Erwachsenenbildung an der TU Kaiserslautern absolvierten Ausbildung zum staatlich geprüften Logopäden. Dabei zeigten sich immer wieder inhaltliche Überschneidungen zwischen erwachsenenpädagogischen Ausdeutungen einer konstruktivistischen Sicht- und Denkweise und logopädischen Ausbildungsinhalten. Trotz aller thematischer Nähe waren weder die konstruktivistische Theorie noch deren Begriffswelt oder pädagogischen Ausdeutungen Thema in der Logopädie, obwohl diese dem Anschein nach relevante Beschreibungen therapeutischer Situationen geboten hätten.

In einer ersten Annäherung an ein mögliches Thema einer Masterarbeit wurde daraufhin zunächst logopädische Literatur auf den Begriff des Konstruktivismus durchsucht, um zu überprüfen, ob die fehlende Verknüpfung von konstruktivistischen und therapeutischen Aspekten lediglich eine isolierte Situation darstellt. Im Rahmen der Recherche fielen die Bücher *Sprachwissenschaft für den Alltag* (vgl. Heuermann 2014: 71 f.) und das *Lexikon der Sprachtherapie* (vgl. Grohnfeldt 2007: 167 f.) ins Auge. Hier wird der Begriff des Konstruktivismus definiert und im therapeutischen Kontext dargestellt (vgl. ebd.). In einem ihrer logopädischen Lehrbücher stellt Wanetschka (vgl. 2012: 30 f.) den radikalen Konstruktivismus als eine von drei Erkenntnistheorien des Lernens vor und beschreibt das „didaktische Handeln unter der Leitlinie des Konstruktivismus" (ebd.: 36). Büttner und Quindel (vgl. 2013: 65) besprechen in ihrem Buch *Gesprächsführung und Beratung, Sicherheit und Kompetenz im Therapiegespräch* den Konstruktivismus im Kapitel zum systemischen Ansatz und beziehen ihn auf die Stottersymptomatik. Im Bereich der Stimmtherapie ist durch Nienkerke-Springer der systemische Ansatz für den Umgang mit gestörter Stimme (SYGESTI) entwickelt worden (vgl. Spital 2004: 73 ff.). Dieses Konzept zur Therapie von Kindern mit Stimmstörung hat sowohl systemische als auch konstruktivistische Grundlagen (vgl. ebd.). Ebenfalls im Bereich der Kindertherapie, allerdings im Zusammenhang mit dem Erwerb einer Zweitsprache, beschreibt Wendlandt (vgl. 2017: 41) einen konstruktivistischen Ansatz.

Die Rechercheergebnisse zeigen, dass der Konstruktivismus vereinzelt in der logopädischen Literatur Einzug gehalten hat und als Grundlage eines Therapiekonzeptes dient. Allerdings kann keinesfalls davon gesprochen werden, dass das konstrukti-

© Springer Fachmedien Wiesbaden GmbH, ein Teil von Springer Nature 2019
A. Wolfs, *Konstruktivistische Sichtweisen in der logopädischen Therapie*,
Best of Therapie, https://doi.org/10.1007/978-3-658-24303-6_1

vistische Paradigma oder dessen pädagogischen Ausdeutungen in aller Breite und Ausführlichkeit logopädisch besprochen oder genutzt werden.

Nach diesen ersten Ergebnissen wurde die Recherche in Literatur der Erwachsenenpädagogik fortgesetzt. Ziel war es, nicht nur die Begrifflichkeit des Konstruktivismus, sondern dessen Auswirkungen auf das pädagogische Handeln greifbar und auf die therapeutische Situation übertragbar zu machen. Dabei wurde zunächst eine Sammlung von neunzehn *Schlüsselbegriffen einer konstruktivistischen Didaktik* von Siebert (vgl. 2012a: 8 ff.) im Studienbrief EB 0420 gesichtet. Bei Arnold (vgl. 2007: 69) ist eine Aufstellung von dreizehn *konstruktivistischen Schlüsselbegriffen* zu finden, die sich dieser einer Zusammenstellung von vierzehn *Schlüsselbegriffen systemisch-konstruktivistischer Pädagogik* von Siebert (vgl. 2007: 19; 2003b: 20) entliehen hat. Diese von Siebert in 2003 zusammengestellten und in der zweiten Auflage des Buches 2007 unverändert genutzten Begrifflichkeiten schienen Potential zu haben, das erwachsenenpädagogische Handeln vor dem Hintergrund einer systemisch-konstruktivistischen Denkweise darzustellen und zudem eine Möglichkeit zu bieten, ihre Anwendbarkeit in einem logopädisch-therapeutischen Zusammenhang zu beleuchten.

Abschließend galt es, den Bezugspunkt der oben beschriebenen Anwendbarkeit zu konkretisieren. Hierzu wurde sowohl Literatur gesichtet, die den therapeutischen Kontext allgemein beschreibt, als auch Literatur, die spezifische Therapiekonzepte für einzelne logopädische Störungsbilder zum Inhalt hat. In den verschiedensten Beschreibungen der Hauptbeteiligten am therapeutischen Prozess, den Patientinnen und Patienten[1] und den Logopädinnen und Logopäden, ergaben sich im Verlauf der Recherche Anknüpfungspunkte, die für eine Übertragung von Begriffen dienen können. Darüber hinaus ergaben sich bei der Betrachtung einzelner Therapiebausteine signifikante inhaltliche Unterschiede, die ebenfalls eine Übertragung von Begriffen interessant erscheinen ließen.

Die sich aus diesen Recherchen ergebene Zielsetzung, die Anwendbarkeit der Begriffswelt einer konstruktivistischen oder systemisch-konstruktivistischen Erwachsenenpädagogik im Kontext verschiedener Aspekte der logopädischen Therapie zu betrachten, führt schließlich zu folgender Fragestellung:

---

1 In dieser Arbeit wird einheitlich die Bezeichnung Patientinnen und Patienten verwendet. Der Mehrwert einer Ausdifferenzierung gegenüber den Begriffen der Klientinnen und Klienten scheint mit Blick auf die Zielsetzung der Arbeit vernachlässigbar.

Wie können Schlüsselbegriffe der systemisch-konstruktivistischen Pädagogik auf die logopädische Therapie übertragen und in deren Kontext angewendet werden?

Die Relevanz dieser Ziel- und Fragestellung ergibt sich, vor dem Hintergrund der erwähnten teilweise inhaltlichen Nähe beider betrachteten Aspekte, aus drei Blickwinkeln:

Zum einen kann es für Logopädinnen und Logopäden zielführend sein, therapeutische Kontexte mit der Begriffswelt einer systemisch-konstruktivistischen Pädagogik zu formulieren, wenn ihre eigene Fachsprache diese gar nicht oder nicht treffend beschreibt.

Zum anderen kann diese Untersuchung für Vertreterinnen und Vertreter einer systemisch-konstruktivistische Pädagogik von Interesse sein, bietet sie doch, bei Bestätigung einer sinnstiftenden Anwendbarkeit und Übertragbarkeit, die Chance, die eigene Begriffswelt auf das therapeutische Setting auszudehnen und so die eigene Bedeutung als grundlagenbildende Disziplin zu bekräftigen.

Als dritte Betrachtungsebene ist eine mögliche Relevanz für die interdisziplinäre Zusammenarbeit, in der verschiedene therapeutische, medizinische und / oder pädagogische Disziplinen während des selben Zeitraums Zugang zu den selben Betroffenen haben, anzuführen. Während einer solchen Zusammenarbeit treffen verschiedenste Fachsprachen aufeinander, was eine zielgerichtete Zusammenarbeit erschweren kann. Eine einheitliche Sprache für die Beschreibung von pädagogischen und therapeutischen Zusammenhängen wäre förderlich. Sofern im Rahmen dieser Ausarbeitung sinnvolle Übertragungen der Begriffe vorgenommen werden, könnten diese einen ersten Beitrag dazu leisten.

Diese Arbeit wird als theoretische Arbeit auf Basis vorhandener Literatur erstellt. Als Präsenzbibliotheken werden insbesondere die Bestände der Technischen Informationsbibliothek in Hannover sowie der Campus-Bibliothek der Hochschule für angewandte Wissenschaft und Kunst in Hildesheim genutzt. Darüber hinaus erfolgen die Recherchen im online zugänglichen gemeinsamen Verbundkatalog unter Nutzung der Fernleihe sowie unter Einbezug des Fachportals Pädagogik und anderer Internetquellen. Ergänzend wird auf Material des Deutschen Bundesverband für Logopädie e.V. (dbl) zurück gegriffen.

In der Vorgehensweise wird im Kapitel 2 die systemisch-konstruktivistische Pädagogik und deren Schlüsselbegriffe eingeführt. Dazu erfolgt zunächst die Vorstellung einer konstruktivistischen Denkweise (Kapitel 2.1), bevor ein Einblick in die Systemtheorie (Kapitel 2.2) gegeben wird. Im Kapitel 2.3 werden beide Aspekte unter dem pädagogischen Dach vereint und die im weiteren Verlauf noch näher zu betrachtenden vierzehn Schlüsselbegriffe im Kapitel 2.4 vorgestellt.

Das Kapitel 3 bietet einen Einblick in die logopädische Therapie, wobei im Kapitel 3.1 die Logopädie als therapeutische Disziplin vorgestellt wird. Im Kapitel 3.2 und dessen Unterkapitel wird der Therapiebegriff allgemein und die logopädische Therapie im Speziellen betrachtet.

Im Kapitel 4 erfolgt die Übertragung der Schlüsselbegriffe einer systemisch-konstruktivistischen Pädagogik auf die logopädische Therapie auf Basis der Ausführungen der Kapitel 2 und 3. Zunächst erfolgt im Kapitel 4.1 eine Auseinandersetzung mit den einzelnen Begriffen, bevor diese im Kapitel 4.2 für die Beschreibung verschiedener Aspekte der logopädischen Therapie genutzt werden. Dabei stehen im Kapitel 4.2.1 der Therapieprozess und im Kapitel 4.2.2 mit den Komponenten der International Classification of Functioning, Disability and Health (ICF), die Patientinnen und Patienten im Mittelpunkt. Im Kapitel 4.2.3 sind mit den Teilaspekten des Clinical Reasonings die Therapeutinnen und Therapeuten im Fokus.

Abschließend bietet das Kapitel 5 zunächst die Beantwortung der Fragestellung (Kapitel 5.1), um im Kapitel 5.2 einen Ausblick auf weitere Themenfelder zu geben. Nachdem Anmerkungen zur Vorgehensweise im Kapitel 5.3 gegeben werden, soll im Fazit (Kapitel 5.4) diese Arbeit auf ihre Essenz reduziert werden.

2 Einführung der systemisch-konstruktivistischen Pädagogik

Im Folgenden wird in Kapitel 2.1 zunächst der Konstruktivismus vorgestellt. Im Anschluss erfolgt im Kapitel 2.2 eine Einführung in die Systemtheorie, um darauf folgend im Kapitel 2.3 beide Themen unter dem Dach der systemisch-konstruktivistischen Pädagogik zu vereinen. Abschließend werden im Kapitel 2.4 Schlüsselbegriffe einer systemisch-konstruktivistischen Pädagogik eingeführt.

2.1 Konstruktivismus

Zur Annäherung an den Begriff des Konstruktivismus wird nach einer ersten Einführung in das Thema ein Überblick über die unterschiedlichen Ausprägungen und Schulen des Konstruktivismus gegeben. Abschließend soll anhand der Ausführungen eine für diese Arbeit geltende Beschreibung des Konstruktivismus gefunden werden.

Eine einheitliche Beschreibung oder gar verbindliche Definition des Konstruktivismus zu finden, erscheint nach Sichtung verschiedener Quellen aussichtslos. So konstatieren Arnold (2016: 32) und Pörksen (2015: 5): „Es gibt nicht den Konstruktivismus". Siebert (vgl. 2012c: 55) äußert sich nahezu identisch. Arnold (vgl. 2016: 32) führt weiter aus, dass die Theorie des Konstruktivismus in vielfältigen Zusammenhängen betrachtet wird. An der wissenschaftlichen Diskussion zum Konstruktivismus sind verschiedene Disziplinen, wie die Natur- und die Sozialwissenschaften, beteiligt (vgl. Siebert 1998: 18). An anderer Stelle bezeichnet Siebert (vgl. 2007: 13) den Konstruktivismus als Erkenntnistheorie mit neurobiologischen und anthropologischen Wurzeln, was ebenfalls auf eine Beteiligung verschiedener Fachrichtungen hindeutet. Bei Arnold (2010a: 173) ist zu lesen, dass der Begriff Konstruktivismus „als zusammenfassende Bezeichnung für erkenntnis- und systemtheoretische sowie kognitionspsychologische und wissenssoziologische Ansätze" diene.

Als Gemeinsamkeit der verschiedenen konstruktivistischen Zugänge sieht Pörksen (2015: 5) „das konstruktivistische Kernproblem, nämlich die prozessual verstandene Entstehung von Wirklichkeit zu beobachten bzw. zu erforschen". Für Arnold (vgl. 2016: 32; 2015a: 220) ist der verbindende Faktor die gemeinsame Vorstellung, dass Menschen ihre Umwelt und somit ihre Wahrheit selbst konstruieren, da ihnen ein unmittelbarer Zugang fehlt. Vergleichbar argumentiert auch Siebert (1994: 41), der formuliert: „Zugänglich ist uns nicht die äußere Realität, sondern die Wirklichkeit, das, was in uns etwas bewirkt".

© Springer Fachmedien Wiesbaden GmbH, ein Teil von Springer Nature 2019
A. Wolfs, *Konstruktivistische Sichtweisen in der logopädischen Therapie*,
Best of Therapie, https://doi.org/10.1007/978-3-658-24303-6_2

Auch wenn die Wurzeln des Konstruktivismus bis in die griechische Antike zurück zu verfolgen sind (vgl. Siebert 2015a: 10), kann doch der chilenische Biologe Maturana mit seinen Schriften als einer der Gründerväter des Konstruktivismus angesehen werden (vgl. Pörksen 2015: 3 f.). Einer seiner Kernsätze lautet: „Alles, was gesagt wird, wird von einem Beobachter gesagt" (Maturana 1998: 25). Aus diesem Satz kann die Annahme abgeleitet werden, dass eine Erkenntnis der inneren Konstruktion eines Beobachters bedarf und dabei nicht unmittelbar mit der äußeren Welt übereinstimmen muss (vgl. Pörksen 2015: 4). Siebert (2015a: 10) beschreibt eine „subjektive und soziale Konstruktion von Wirklichkeiten ohne Anspruch auf objektive absolute Wahrheiten". An anderer Stelle formuliert er, dass unsere Handlungen auf Basis subjektiver Hypothesen, dessen was der Mensch als Wahrheit betrachtet, beruhen (vgl. Siebert 2007: 11). Auch für Siebert (vgl. 2012c: 57; 1994: 33) haben die Studien von Maturana, die dieser gemeinsam mit Varela veröffentlichte, eine hohe Relevanz für den Konstruktivismus. Dies gilt insbesondere für den Hinweis auf den autopoietischen[2] Aspekt der Zellteilung. Diese „Selbst-Tätigkeit" (Siebert 1994: 33) gilt für die Zellen und den gesamten Organismus. Dabei stehen die Organismen mit der sie umgebenden Umwelt in Verbindung, werden aber nicht durch sie gesteuert (vgl. ebd.). Übertragen auf den Wahrnehmungsapparat bedeutet dies, dass die Sinnesorgane ihre eigene Wirklichkeit konstruieren und nicht die äußere Welt widerspiegeln (vgl. Siebert 2012b: 28; 1994: 34).

Bei Pörksen (2015: 9) sind neben dem Bezug auf die „biologisch bzw. neurobiologisch fundierte[n] Entwürfe des Konstruktivismus" Ausführungen zu weiteren konstruktivistischen Anregungen zu finden. Er beschreibt „philosophisch belesene Konstruktivisten" (ebd.: 6), deren Ursprünge bis in die Zeit vor Christus zurück reichen. Diese postulieren, dass eine Realität immer an den Blickwinkel eines Menschen gebunden ist (vgl. ebd.). Daneben stellt Pörksen (ebd.: 7) eine „psychologische Begründung des Konstruktivismus" vor. Kernaspekt dieser Strömung ist der Gedanke, dass es nicht die eine Interpretation der Welt gibt, sondern dass individuell unterschiedliche Ansichten existieren (vgl. ebd.). Als weitere Richtung untersucht die „Kybernetik zweiter Ordnung" (ebd.: 8) methodische und logische Probleme des Erkennens zwischen Beobachtern und Beobachtetem (vgl. ebd.). Abschließend zu den Ausführungen von Pörksen sei kurz der „Sozialkonstruktivismus" (ebd.: 10) vorgestellt, dessen Vertreterinnen und Vertreter eine sich selbst konstruierende soziale Ordnung untersuchen (vgl. ebd.).

2　Eine inhaltliche Auseinandersetzung mit dem Begriff Autopoiese findet im Kapitel 4.1.2 dieser Arbeit statt.

Auch bei Reich (2010: 19) sind die Strömungen des „sozialen Konstruktivismus" und der „sozialen Konstruktion" (ebd.) kurz vorgestellt. Daneben führt Reich (ebd.) in seiner Übersicht der verschiedenen konstruktivistischen Ansätze die Gruppe der „konstruktivistische[n] Pragmatiker in Schulen" ein. Diese integrieren soziale, kognitive und psychologische Aspekte in ihren Bezug zum Konstruktivismus (vgl. ebd.). Nach Reich (ebd.: 18) hat der „radikale Konstruktivismus" seine Basis überwiegend in der Biologie, der Kybernetik und der Kognitionspsychologie (vgl. ebd.). Zum „methodische[n] Konstruktivismus der Erlanger Schule" (ebd.) führt Reich aus, dass deren Ansatz stark reflexiv ausgeprägt ist (vgl. ebd.). Die Arbeit von Piaget stellt Reich (vgl. ebd.) als einen relevanten Beitrag für die Auslegung des Konstruktivismus in der Pädagogik vor und regt zu einer kritischen Auseinandersetzung mit dem Werk an. Abschließend seien die von Reich erwähnten „kulturell orientierten" (ebd.) und „sozial-konstruktivistisch[en]" (ebd.) Ansätze angeführt. Seinen eigenen Zugang zum Konstruktivismus formuliert Reich (ebd.: VII) als „stärker kulturbezogen" denn radikal-konstruktivistisch.

In seiner Aufstellung der an der konstruktivistischen Erkenntnistheorie beteiligten wissenschaftlichen Bereiche führt Siebert (vgl. 2012c: 56 ff.) insgesamt zwölf Disziplinen auf und nennt stichpunktartig Personen und Schwerpunkte der einzelnen Themenfelder. Neben Biologie, Gehirnforschung und Kognitionswissenschaften erwähnt er die Psychologie und Emotionsforschung sowie die Kybernetik. Kommunikations-, System- und Chaostheorie haben für Siebert (vgl. ebd.) genauso ihren Anteil am Konstruktivismus wie die Sozialpsychologie. Abschließend erwähnt er die Postmoderne und die Philosophie (vgl. ebd.).

Die Vorstellung verschiedener Strömungen des Konstruktivismus sollen Müller-Commichau und Arnold abschließen. Müller-Commichau (2003: 70) beschreibt einen „Dialogischen Konstruktivismus" und nutzt dabei die Gestalttherapie, die Dialogik und den Konstruktivismus als Bezugsdisziplinen (vgl. ebd.). Arnold (2007: 181) formuliert einen „emotionalen Konstruktivismus", bei dem es um die emotionale Konstruktion der individuellen Wirklichkeit (vgl. Arnold 2009: Einband) und um eine Betrachtung der Zusammenhänge von Kognition und Emotion geht (vgl. Arnold 2016: V).

Vor der Beschreibung des Konstruktivismus für diese Arbeit sollen abschließend zwei Quellen betrachtet werden:

Rustemeyer (2013: 125; 1999: 467) bietet den Versuch, einen Konsens verschiedener Ansätze des Konstruktivismus zu formulieren, wenn er schreibt: „Wirklichkeit ist das Resultat, nicht das unabhängige Objekt von Beschreibungen. Beschreibungen werden von Beobachtern erzeugt. Wirklichkeit zu beobachten erfordert deshalb, Beobachter zu beobachten, die Wirklichkeit beschreiben."

Arnold und Siebert heben zwei Positionen des Konstruktivismus hervor: Einerseits „die These von der prinzipiellen Nicht-Erkennbarkeit einer objektiven Realität" (Arnold; Siebert 2003: 15) und andererseits „die pragmatische Gelassenheit" (ebd.). Der Nicht-Erkennbarkeit einer objektiven Realität schreiben die Autoren eine hohe Relevanz zu, denn dadurch verliert das einzelne Argument an Entschiedenheit und eine Diskussion über die Wahrheit ist obsolet, wenn es letztlich keine allgemeingültige Wahrheit gibt (vgl. ebd.). Mit der pragmatischen Gelassenheit verabschieden sich die Autoren von der Vorstellung, dass die in der Pädagogik Tätigen immer und überall die *richtige* Antwort kennen und sprechen davon, dass die Ungewissheit und der Umgang mit dieser die Erwachsenenbildung kennzeichnet (vgl. ebd.: 21).

Die Vielfältigkeit der angerissenen Ansätze des Konstruktivismus scheint auf den ersten Blick erschlagend. Die vorgenommene Sichtung verschiedener konstruktivistischer Literatur erreicht dabei weder Niveau noch Umfang, die eine tiefe inhaltliche Auseinandersetzung oder Vergleich einzelner Positionen erlaubt. Zudem sind kritische Positionen verschiedener Autorinnen und Autoren gar nicht beleuchtet worden[3]. In der hier vorgestellten Form besteht allerdings auch nicht der Anspruch einen umfassenden und tiefgehenden Einblick zu vermitteln, oder alle relevanten Vertreter, wesentliche Arbeiten und Erkenntnisse sowie sich darauf beziehende kritische Betrachtungen aufzuzeigen. Vielmehr soll ein Überblick über die vielfältigen Ursprünge und Anwendungsgebiete der konstruktivistischen Theorie geboten werden. Dabei kann die alleinige Kurzvorstellung der Erkenntnisse von Maturana eventuell zu einem inhaltlichen Übergewicht führen. Diese Übergewichtung erscheint folgerichtig, da einerseits Maturana gemeinsam mit Varela vielfach als Urheber des später noch näher zu untersuchenden Schlüsselbegriffes der Autopoiese genannt werden (vgl. Siebert 2016: 58; 2015a: 18; 2012a: 9; 2012c: 53; 1998: 14; Jantsch 1992: 33) und andererseits Maturana von Siebert, dessen Zusammenstellung von Schlüsselbegriffe letztendlich betrachtet werden soll, wiederholt zitiert und dessen Bedeutung hervorgehoben wird (vgl. Siebert 2016: 58; 2015a: 18 f.; 2012c: 53 f.; 2007: 12 f.; 1998: 14; 1994: 33).

---

3 Einen ersten Überblick bieten beispielsweise die Ausführungen von Arnold und Siebert (2003: 35 ff.).

Neben dieser Heraushebung von Maturana wirkt es mit Blick auf die Fragestellung der Übertragbarkeit von Schlüsselbegriffen der systemisch-konstruktivistischen
Pädagogik auf die logopädische Therapie zielführend, nicht einen Ansatz des Konstruktivismus im Speziellen zu folgen, sondern vielmehr Grundannahmen des konstruktivistischen Denkens zu übernehmen. Die beiden abschließend aufgeführten Thesen
von Arnold und Siebert (vgl. 2003: 15), verbunden mit den Aussagen von Rustemeyer
(vgl. 2013: 125; 1999: 467), scheinen geeignet, als eine Art Essenz verschiedener konstruktivistischer Strömungen zu dienen und in die Beschreibung einer systemisch-konstruktivistischen Pädagogik für diese Arbeit einfließen zu können. Dabei beschreibt die
These vom Nicht-Erkennen, dass das, was Menschen für die Wahrheit halten nicht die
Außenwelt oder eine Wahrheit widerspiegelt, sondern das ist, was sie selbst durch ihre
Koppelungen mit der Außenwelt als Beobachter der selben konstruiert haben. Eine
pragmatische Gelassenheit birgt die Möglichkeit, die in der Interaktion mit anderen
Menschen immer wieder auftauchenden Unsicherheiten und Ungewissheiten als Be-
standteil einer Interaktion zu erkennen und zu akzeptieren.

Nach dieser Einführung in die konstruktivistische Denkweise werden im folgenden Kapitel 2.2 Systeme und die Systemtheorie eingeführt.

2.2 Systeme und Systemtheorie

Vor der Beschreibung eines Systems für diese Arbeit soll zunächst der Begriff
des Systems allgemein sowie autopoietische und soziale Systeme im Besonderen betrachtet werden.

Der Begriff System stammt aus dem Altgriechischen und bedeutet in etwa *zu-
sammenstellen* (vgl. Baumfeld et al. 2009: 3). Kneer und Nassehi (2000: 17) beschreiben Systeme als etwas „Zusammengesetztes", das sich vom „Elementaren" (ebd.) abgrenzt. Dies wird auch in der Definition dieser Autoren deutlich, die ein System als die
„Ganzheit einer Menge von Elementen und deren Relationen zueinander" (ebd.: 25)
beschreibt. Dabei ist das System mehr als eine Addition der einzelnen Teile (vgl.
Kneer; Nassehi 2000: 17; Vester 1987: 19). Bereits 1972 beschreibt Forrester (9) ein
System als eine „Anzahl von miteinander in Beziehung stehenden Teilen, die zu einem
gemeinsam Zweck miteinander operieren". Für Reich (2010: 32) wirken in einem System „alle vorhandenen Elemente aufeinander, miteinander, neben- und nacheinander,
ggf. auch gegeneinander".

Nach Arnold (vgl. 2010b: 279) haben die Begriffe Beobachter und Umwelt für die Betrachtung von Systemen Relevanz. Er schreibt: „Für die Systemtheorie werden Systeme durch die Unterscheidung eines Beobachters konstruiert, welcher zwischen Systemen und Nichtsystemen bzw. Systemumwelt unterscheidet" (ebd.). Im gleichen Kontext führt er an anderer Stelle aus, dass ein Gespräch über Systeme in Wirklichkeit ein Gespräch über die Beobachtung von Systemen sei (vgl. Arnold 2015b: 15). Auch Schlippe und Schweitzer (vgl. 1998: 54 f.) kombinieren die Aspekte von Beobachtung und Umwelt in ihrer Beschreibung von Systemen. Für sie treffen Beobachter die Entscheidung, was aus ihrer Perspektive zum System und was zur Umwelt gehört (vgl. ebd.). Diesen Blick teilen Baumfeld, Hummelbrunner und Richard (vgl. 2009: 6), die davon ausgehen, dass die individuelle Gewichtung jedes einzelnen Beobachters dafür ausschlaggebend ist, was als Teil eines Systems angesehen wird und was nicht. Als Umwelt gelten andere Systeme, die mit dem betrachteten System in einer Beziehung stehen (vgl. ebd.). Willke (vgl. 2006: 251) bezieht den Umweltaspekt in seine Beschreibung von Systemen ein und spricht davon, dass die Beziehungen der Teile innerhalb eines Systems intensiver und produktiver sind, als die Beziehungen der Teile zu ihrer Umwelt. In neueren Systemtheorien würden daher Systeme immer auch in Beziehung zu ihrer Umwelt betrachtet (vgl. ebd.: 55). Auch Luhmann (vgl. 1991: 242) meint den Bezug von System und Umwelt, wenn er von dem „zentralen Paradigma der neueren Systemtheorie" (ebd.) spricht.

Ebenfalls in neueren Theorien wird die autopoietische Geschlossenheit in die Betrachtung von Systemen mit einbezogen (vgl. Arnold 2015a: 226). Dies bedeutet, dass Systeme alles aus dem sie bestehen, aus sich heraus, ohne Einwirkung von außen, selbst produzieren und erzeugen. (vgl. Arnold 2015b: 23; Nolda 2015: 39; Collin 2008: 101; Luhmann 1985: 403). Bei Siebert (vgl. 2003a: 5) ist als Kernthese des Konstruktivismus nachzulesen, dass Menschen autopoietische Systeme und mit ihrer Umwelt strukturell gekoppelt[4] sind. Ähnlich haben es auch Maturana und Varela (vgl. 1984: 55) beschrieben, wenngleich sie nicht von Menschen, sondern von autopoietischen Lebewesen sprechen. An anderer Stelle geht Maturana (vgl. 1987a: 289) so weit zu sagen, dass Autopoiese zwingende Voraussetzung für das Leben ist. Für Schlippe und Schweitzer (vgl. 1998: 67 f.) verbinden sich bei Lebewesen einzelne Komponenten zu einem autopoietischen Organismus. Dabei beschreiben die Autoren als Aspekte von

---

4 Eine inhaltliche Auseinandersetzung mit dem Begriff der strukturellen Koppelung findet im Kapitel 4.1.13 dieser Arbeit statt.

autopoietischen Systemen, neben einer autopoietischen Selbstreproduktion, auch die Strukturdeterminiertheit[5] sowie deren operationelle Geschlossenheit (vgl. ebd.: 68; Maturana 1987b: 95 f.).

Strukturell vergleichbar mit lebenden Systemen sind die Funktionsweisen sozialer Systeme (vgl. Becker; Reinhardt-Becker 2001: 26). Dabei bestehen soziale Systeme nicht aus Lebewesen an sich, sondern aus der Kommunikation dieser (vgl. ebd.: 37). Luhmann (1991: 240) ergänzt „aus Kommunikation und aus deren Zurechnung als Handlung". An anderer Stelle spricht Luhmann (2005a: 10) davon, dass in sozialen Systemen „Handlungen mehrerer Personen sinnhaft aufeinander bezogen werden und dadurch in ihrem Zusammenhang abgrenzbar sind von einer dazugehörigen Umwelt". Auch Kneer und Nassehi (vgl. 2000: 46) sprechen in diesem Kontext von in Zusammenhang stehenden sozialen Handlungen, die sich von der Umwelt abgrenzen. Für Maturana (vgl. 1987a: 292) ist ein soziales System bestimmt durch die Interaktionen von Menschen, die diese aus Gründen der Selbstverwirklichung ausüben. Für Hejl (vgl. 2012: 135; 1987: 326 f.) handelt es sich bei sozialen Systemen um eine Konstruktion von lebenden Systemen, die gleichzeitig in mehreren sozialen Systemen vernetzt sein können und alle jeweils individuell auch Beziehungen zur Umwelt der sozialen Systeme unterhalten (können). Dabei sind nicht nur aktuelle soziale Systeme prägend, vielmehr sind Erwachsene auch das Ergebnis von „systemischen Dynamiken (...) vergangener Gemeinschafts- und Familienstrukturen sowie generationaler Muster" (Arnold 2007: 171). Somit wirken auf Erwachsene gleichermaßen Eindrücke und Mechanismen vergangener und aktueller Systeme ein (vgl. ebd.: 170 f.). Plakativ formuliert Arnold (2007: 169): „Die Eingebundenheit in Systemiken markiert die Grenzen unserer Freiheit". Im Kontext der sozialen Netzwerke soll abschließend noch einmal Siebert (2007: 12) zu Wort kommen, der beschreibt: „Je komplexer die sozialen Systeme, desto mehr müssen Eigendynamik und Wechselwirkungen berücksichtigt werden und desto weniger sind monokausale Erklärungen und Steuerungen Erfolg versprechend".

Ein Einbezug der Fragestellung dieser Arbeit in die obige Literaturrecherche soll helfen, den Blick auf Systeme zu schärfen. Auch wenn die Begriffe der systemisch-konstruktivistischen Pädagogik und der logopädischen Therapie erst im weiteren Verlauf der Arbeit genauer betrachtet werden, soll an dieser Stelle vorweggenommen werden, dass es in beiden Bereichen um eine Interaktion zwischen Menschen in unter-

---

5 Eine inhaltliche Auseinandersetzung mit dem Begriff der Strukturdeterminiertheit findet in Kapitel 4.1.12 statt.

schiedlichen Kontexten und Zielsetzungen geht. Daher erscheint es nur richtig, den Ausführungen zu lebenden Systemen und deren autopoietischer Geschlossenheit besondere Aufmerksamkeit zu schenken. Die später zu betrachtende Interaktion zwischen Menschen macht es zudem sinnvoll, soziale Netzwerke mit in die Betrachtung einzubeziehen.

In der Ausdeutung der Systemtheorie für diese Arbeit bedeutet dies zusammenfassend, dass Menschen, als autopoietische Systeme, miteinander in einem Sinnzusammenhang interagieren. Durch diese Interaktion schaffen sie ein soziales System das sich zu anderen Systemen, in denen die Beteiligten gleichzeitig interagieren, abgrenzt. Dabei sind die Grenzen der Systeme nicht objektiv *greifbar*, sondern werden durch die Beteiligten als Beobachter konstruiert. Bezieht man zusätzlich zur Gegenwart auch noch die Biographie und somit die in vergangenen Systemen erworbene Muster mit in die Betrachtung ein, ergibt sich ein komplexes Bild eines pädagogischen oder logopädischen Systems.

Nach Betrachtung von systemischen Aspekten und der im Kapitel 2.1 vorgenommenen Einführung in den Konstruktivismus werden im nächsten Kapitel beide Aspekte unter dem Dach der Pädagogik vereint.

2.3   Systemisch-konstruktivistische Pädagogik

Siebert (vgl. 2007: 11) schreibt von einer Etablierung einer systemisch-konstruktivistischen Diskussion in der Pädagogik seit dem Ende der 90er Jahren des letzten Jahrhunderts mit erheblichen Überschneidungen von Konstruktivismus und Systemtheorie. In der weiteren Herangehensweise werden zunächst konstruktivistische und systemische Sichtweise auf die Pädagogik separat betrachtet. Im Anschluss werden beide Aspekte verdichtet und deren Bedeutung für diese Arbeit zusammengefasst. Begonnen wird mit einem Blick auf den Begriff der Pädagogik.

Bei der Definition von Pädagogik soll von Felden (vgl. 2010: 233) betrachtet werden, die sich im Wörterbuch Erwachsenenbildung auf Lenzen (1989: 1105) bezieht, der schrieb: „Pädagogik (...) bezeichnet die Lehre, Theorie und die Wissenschaft von der Erziehung und Bildung nicht nur der Kinder, sondern (...) auch der Erwachsenen".

Beim konstruktivistischen Blick auf die Pädagogik ergibt sich für Arnold (vgl. 2010a: 174) die Situation, dass nicht das Aufnehmen von äußeren Impulsen ausschlaggebend für den Lernerfolg ist, sondern vielmehr die Konstruktion dieser Reize durch den Lernenden auf Basis des eigenen Erfahrungsschatzes und bereits vorhandenen Wissens. Siebert (2012b: 30) beschreibt den Vorgang mit: „Gelernt wird nicht, was einem gesagt wird, sondern was als relevant, bedeutsam, integrierbar erlebt wird". Erfahrungen, individuelle Lernhistorien und Deutungsmuster sind zu berücksichtigen und die pädagogische Intervention ist sowohl an den Teilnehmerinnen und Teilnehmern zu orientieren, als auch partizipativ zu gestalten (vgl. Arnold; Siebert 2003: 127). Die Bedeutung des Vorwissens ist auch bei von Glasersfeld (vgl. 1999: 504) nachzulesen. Darüber hinaus hält er es für relevant, dass die Lehrenden eine „zutreffende Vorstellung von der Begriffswelt" (ebd.) der Teilnehmenden haben. Zudem sind Kompetenzen für die zielführende Gestaltung der Lehr- / Lernprozesse notwendig, bei denen die Lernenden die Möglichkeit erhalten, das neue Wissen an vorhandenes Wissen anzuschließen (vgl. ebd.).

Folgt man dem systemischen Blick auf die Pädagogik, so kann davon gesprochen werden, dass das pädagogische Setting und die daran teilnehmenden Individuen jeweils getrennte autopoietische Systeme sind, die miteinander gekoppelt sind (vgl. Siebert 2012b: 30; 2007: 17). Darauf aufbauend ist festzuhalten, dass die lernenden Systeme zwar von außen perturbiert[6] oder irritiert, nicht aber gesteuert werden können (vgl. Siebert 2010: 191; 2007: 17). Eine plakative Beschreibung der als autopoietische Systeme lernenden Erwachsene bietet Siebert (2012c: 97; 1994: 76) mit der These: „Erwachsene sind lernfähig, aber unbelehrbar". Aufgrund der fehlenden Steuerungsmöglichkeit von außen schlägt Arnold (vgl. 2007: 175) pädagogische Konzepte vor, die sowohl die Biographie als auch die Lebensumstände der Beteiligten berücksichtigen und ganzheitlich systemisch vorgehen. Kade (vgl. 1997: 59) merkt kritisch an, dass durch diese Betrachtungsweise die Verantwortung vollends auf die Lernenden übertragen wird, da sie letztlich selbst dafür verantwortlich seien, das Neue an das Bekannte anzuschließen. Dem gegenüber beschreiben Arnold und Siebert (2003: 35) die Aufgabe der Erwachsenenbildnerinnen und -bildner im Rahmen der veränderten Verantwortlichkeit darin, „den Vergleich und die Prüfung von Wirklichkeitskonstrukten zu ermöglichen und zu arrangieren."

Simon bietet eine Abgrenzung von Systemtheorie und Konstruktivismus und schafft gleichzeitig eine Möglichkeit, deren Einflüsse auf die Pädagogik pointiert zu betrachten. Systemtheorie, so Simon (vgl. 2006: 12), beschäftigt sich mit der Beziehung der am Prozess Beteiligten, während sich der Konstruktivismus mit den Wechselwir-

---

6 Eine inhaltliche Auseinandersetzung mit dem Begriff der Perturbation findet im Kapitel 4.1.9 dieser Arbeit statt.

kungen von „Erkennen, Denken, Urteilen" (ebd.) im Kontext der erkannten Welt beschäftigt. Beide gemeinsam bilden die Grundlage für das systemische Denken (vgl. ebd.).

Eine Überschneidung von Systemtheorie und Konstruktivismus scheint der Denkansatz der Autopoiese zu sein. Sowohl in beiden Ansätzen separat, als auch in den Ausführungen zur systemisch-konstruktivistischen Pädagogik wird der Autopoiese eine große Relevanz gegeben. Damit verbunden gewinnt ebenfalls der in beiden Kontexten betrachtete Aspekt der Beobachtung an Bedeutung (vgl. Rustemeyer 2013: 125; Arnold 2010b: 279; Reich 2010: 192; Arnold 2007: 62 f.; Maturana 1998: 25). Für Arnold (2007: 110) ermöglicht die Beobachterposition „verantwortbares Entscheiden und Sichverhalten in konkret-komplexen Kontexten".

Zum Abschluss der Betrachtung soll Arnold (2007: 11) zu Wort kommen, der als Grundthese einer systemisch-konstruktivistischen Pädagogik postuliert: „Lernen und Entwicklung können deshalb (...) nur gelingen, wenn die angesprochenen Akteure sich selbst auf den Weg machen, ihre bisherigen Erfahrungen weiterzuentwickeln".

Die obige Aussage von Arnold als alleinige Grundthese einer systemisch-konstruktivistischen Pädagogik zu sehen, erscheint mit Blick auf die Vielfältigkeit der bisherigen Ausführungen kaum möglich. Allerdings bietet der Aspekt einer gegenseitigen Beeinflussung von Lehrenden und Lernenden einen Hinweis auf die im Rahmen des Lehr- / Lernprozesses stattfindenden Interaktionen.

Nachfolgend werden die Ausführungen zum Konstruktivismus und zur Systemtheorie mit den Beschreibungen dieses Kapitels abgeglichen und im Kontext der Fragestellung dieser Arbeit beleuchtet.

Ein Kernaspekt einer systemisch-konstruktivistische Pädagogik scheint die Beobachtung der Beobachter zu sein. Dabei sind die Lehrenden in der Beobachtung und die Lernenden Beobachter. Diese Situation resultiert aus der Sichtweise, dass Menschen autopoietische Systeme sind, die das, was sie als Wahrheit ansehen, selbst durch Beobachtung konstruiert haben. Durch eine Beobachtung dieser Beobachter erhalten Lehrende Informationen von den Lernenden und könne so Vermutungen anstellen, wie sie (die Lehrenden) neues Wissen bestmöglich anbieten können, damit es von den Beobachtern (den Lernenden) in deren Wissensnetze integriert wird. Eine Sicherheit, dass tatsächlich das integriert wird, was angeboten wird, besteht dabei nicht. Relevant ist an dieser Stelle, dass bei diesem Prozess sowohl Lehrende als auch Lernende durch ihre eigene Biographie, die gemachten Erfahrungen und letztlich durch ihr eigenes Wissensnetz bei den Beobachtungen beeinflusst werden. Lehrende und Lernende sind in dieser Situation als jeweils autopoietisches System miteinander gekoppelt und bilden durch ihre Interaktionen ein soziales System, das sich von der Umwelt abgrenzt.

Betrachtet man die obigen Ausführungen aus dem Blickwinkel der von Kade (vgl. 1997: 59) geäußerten Kritik, so erscheint die Beobachtung der Lernenden und die daraus resultierenden Implikationen auf die folgenden Handlungen der Lehrenden eine höchst bedeutsame Aufgabe, um die Lernenden bestmöglich zu unterstützen.

Abschließend sei noch einmal der von Arnold und Siebert (vgl. 2003: 15) eingeführten Begriff der *pragmatischen Gelassenheit* bemüht. Die Nichtbeeinflussbarkeit der Lernenden von außen lässt jede Lehr-Lernsituation, unabhängig von den Ergebnissen einer Beobachtung und der Berücksichtigung individueller Aspekte, als eine unsichere, von vornherein nicht umfänglich planbare Situation erscheinen. Dies gilt es für Lehrende zu berücksichtigen.

Um als Schlüsselbegriffe einer systemisch-konstruktivistischen Pädagogik zu gelten, um damit den Bogen zur Fragestellung dieser Arbeit zu schlagen, sollten diese die bislang ausgeführten Gesichtspunkte beschreiben helfen und eine inhaltliche Auseinandersetzung ermöglichen bzw. erleichtern. Im Kapitel 2.4 erfolgt eine erste kurze Vorstellung der Begriffe.

2.4 Schlüsselbegriffe der systemisch-konstruktivistischen Pädagogik

Im weiteren Verlauf dieser Arbeit werden, die von Siebert als Ausdruck eines gemeinsamen systemisch-konstruktivistischen Paradigmas in der Pädagogik beschriebenen, vierzehn Schlüsselbegriffe betrachtet. Siebert nutzt sie erstmals in 2003 in seinem Buch *Vernetztes Lernen* und übernimmt sie unverändert in der Neuauflage von 2007 (vgl. Siebert 2007: 19; 2003b: 20).

Tabelle 1: Einführung der Schlüsselbegriffe (vgl. Siebert 2007: 19)

Begriffe		
Anschlussfähigkeit	Autopoiese	Beobachtungs- abhängigkeit
Differenzerfahrung	Emergenz	Interdependenz
Kontextabhängigkeit	Kontingenz	Perturbation
Selbstorganisation	Selbstreferenz	Strukturdeterminiertheit
Strukturelle Koppelung	Viabilität	

Neben der obigen Zusammenstellung hat Siebert in unterschiedlichen Kontexten Beschreibungen von Begriffen publiziert. Beispielhaft sollen hier erwähnt werden: *Pädagogische Schlüsselbegriffe* (vgl. Siebert 1994: 42 ff.); *kleines Glossar konstruktivistischer Pädagogik* (Siebert 1998: 109 ff.); *Glossar konstruktivistischer Pädagogik* (vgl. Siebert 2005: 139 ff.; 2003a: 187 ff.); *Konstruktion von Wirklichkeit* (vgl. Siebert 2003a: 6); *Mind-Map zum Thema Konstruktivismus* (vgl. Siebert 2005: 12); *Schlüsselbegriffe einer konstruktivistischen Didaktik* (Siebert 2012a: 8 ff.).

Gemeinsam mit Arnold veröffentlichte Siebert: *Schlüsselbegriffe* (vgl. Arnold; Siebert 2003: 81 ff.).

Im Rahmen der Literaturrecherche wurden auch Auflistungen von Arnold (vgl. 2015a: 215 ff.; 2007: 69) und Müller-Commichau (vgl. 2003: 57) gesichtet. Arnold (vgl. 2007: 69) bezieht sich mit seiner Tabelle *Pädagogische Ausdeutung konstruktivistischer Schlüsselbegriffe* auf Siebert (vgl. 2007: 19; 2003b: 20), wobei er im Gegensatz zu Siebert Autopoiesis und Selbstorganisation gleichsetzt (vgl. Arnold 2007: 69).

Die Entscheidung für die vierzehn Begriffe aus Tabelle 1 begründet sich auf drei Argumenten: Zum Ersten verweist diese Zusammenstellung auf ein gemeinsames systemisch-konstruktivistisches Paradigma und bezieht so beide Aspekte mit in die Betrachtung ein. Zum Zweiten scheinen die Begriffe nach einer ersten Sichtung inhaltlich geeignet, die systemisch-konstruktivistische Pädagogik abzubilden und im logopädischen Kontext anwendbar zu sein. Zum Dritten erscheint die Beschreibung und Übertragung von vierzehn Begriffen auf die logopädische Therapie dem Umfang nach praktikabel.

Nachdem im Kapitel 2 die im weiteren Verlauf der Arbeit noch näher zu betrachtenden Schlüsselbegriffe einer systemisch-konstruktivistischen Pädagogik nebst Bezugsdisziplinen eingeführt wurden, soll im folgenden Kapitel 3 der für die Fragestellung definierte Bezugspunkt, die logopädische Therapie, beschrieben werden.

3 Einführung der logopädischen Therapie

Das folgende Kapitel beschreibt in Kapitel 3.1 die Logopädie als Disziplin, bevor im Kapitel 3.2 die logopädische Therapie unter verschiedenen Aspekten betrachtet wird.

3.1 Beschreibung der Logopädie

Zur Einführung erfolgt zunächst eine Beschreibung des Begriffs der Logopädie, bevor im weiteren Verlauf eine Darstellung der logopädischen Ausbildung sowie eine Aufstellung der Aufgabengebiete folgt. Zudem werden weitere Berufsgruppen, die ebenfalls sprachtherapeutisch arbeiten, in die Betrachtung mit einbezogen.

Ursprünglich geprägt wurde der Begriff *Logopädie* 1913 durch den Wiener Arzt Fröschels (vgl. Grohnfeldt 2016a: 12; Hoffschildt 2014: 114; Grohnfeldt 2012: 12; Rausch; Schrey-Dern 2007: 184) und setzt sich zusammen aus dem griechischen *logos*, was *Sprache*, und *paideuein*, was *erziehen, unterrichten* bedeutet (vgl. Heuermann 2014: 81). Bei der Logopädie handelt es sich um eine medizinisch-therapeutische Fachdisziplin, deren Aufgabengebiet sich primär auf die Diagnostik, Therapie und Beratung von Patientinnen und Patienten mit gesundheitlichen Einschränkungen erstreckt (vgl. Heuermann 2014: 81; Hoffschildt 2014: 113 f.). 1962 eröffnete Hermann Gutzmann jun. in Berlin die erste Schule, in der Logopädinnen und Logopäden als Heilhilfsberuf für Ärzte ausgebildet wurden (vgl. Grohnfeldt 2016a: 12; Hoffschildt 2014: 114). Im Jahr 1980 wurde die Bezeichnungen Logopädin und Logopäde durch das Gesetz über den Beruf des Logopäden (LogopG) geschützt. Dieses regelt in §1, dass es zur Führung der Berufsbezeichnung Logopädin oder Logopäde einer Erlaubnis bedarf (vgl. §1 (1) LogopG). Kriterien für den Erhalt der Erlaubnis sind neben ausreichenden Deutsch-Kenntnissen, einer bestandenen gesundheitlichen Überprüfung und einem unauffälligen polizeilichen Führungszeugnis, das Bestehen einer Prüfung nach einer dreijährigen Ausbildung (vgl. §2 LogopG). Die Ausbildung ist an einer staatlich anerkannten Schule für Logopädie durchzuführen (vgl. §4 (1) LogopG). Seit dem Einführen der Modellklausel im Jahr 2009 ist neben einer Ausbildung an Fachschulen auch eine akademische Ausbildung möglich (vgl. Grohnfeldt 2016a: 14). Gesetzlich verankert sind die Regelungen zur Modellklausel in § 4 (5 bis 7) sowie § 11 LogopG.

Details der Ausbildungs- und Prüfungsinhalte der Fachschulen sind in der Ausbildungs- und Prüfungsordnung für Logopäden (LogAPro) geregelt, die ebenfalls aus dem Jahr 1980 stammt. Im Rahmen der dreijährigen Ausbildung an Fachschulen sind 1.740 Stunden Unterricht sowie 2.100 Stunden praktische Ausbildung verbindlich vorgesehen (vgl. §1 (1) LogAPro; Anlage 1 zu §1 (1); Anlage 2 zu §1 (1) LogAPro). Für Ausbildungsgänge, die im Rahmen der Modellklausel durchgeführt werden, kann von den Bestimmungen der LogAPro abgewichen werden (vgl. §4 (5) LogopG).

Nachstehende Tabelle bietet einen Überblick der verschiedenen Unterrichtsinhalte.

Tabelle 2: Unterrichtsinhalte an Fachschulen (vgl. LogAPro: Anlage 1 zu §1 Abs.1)

Fach	Stunden
Logopädie	480
Phoniatrie	120
Psychologie und klinische Psychologie	120
Anatomie und Physiologie	100
Sprecherziehung	100
Stimmbildung	100
Pädiatrie und Neuropädiatrie	80
Phonetik / Linguistik	80
Sonderpädagogik	80
Audiologie und Pädaudiologie	60
Berufs-, Gesetzes- und Staatsbürgerkunde	60
Hals-, Nasen-, Ohren-Heilkunde	60
Neurologie und Psychiatrie	60
Pädagogik	60
Aphasiologie	40
Kinder- und Jugendpsychiatrie	40
Soziologie	40
Elektro- und Hörgeräteakustik	20
Kieferorthopädie, Kieferchirurgie	20
Pathologie	20
Gesamt	**1.740**

Die in der Tabelle 2 aufgeführten Unterrichtsinhalte bieten einerseits eine Vorstellung über die Breite des Wissensspektrums von Logopädinnen und Logopäden und anderseits mit der angegebenen Stundenzahlen auch ein Indiz für deren Gewichtung. So beschreibt es beispielsweise Grohnfeldt (vgl. 2016b: 26 f.) als notwendig für die praktische Arbeit, Wissen der Bereiche Medizin, Psychologie, Pädagogik und Linguistik zu vereinen. Ähnliche Schwerpunkte setzen auch Eicher (vgl. 2009: 32), Rausch und Schrey-Dern (vgl. 2007: 184) sowie Grohnfeldt und Ritterfeld (vgl. 2000: 27).

Folgt man den von Grohnfeldt aufgeführten Bereichen und gruppiert die einzelnen Unterrichtsfächer entsprechend, ergeben sich die nachstehend abgebildeten Stundenzahlen je Bereich.[7]

Tabelle 3: Unterrichtsinhalte an Fachschulen nach Bereichen im Überblick

Bereich	Stunden
Logopädie	720
Medizin	540
Psychologie	160
Pädagogik	140
Allgemein	100
Linguistik	80
Gesamt	**1.740**

Bei Betrachtung der Tabelle 3 wird deutlich, dass nach den logopädischen, die medizinischen Fächer das größte Gewicht in der Ausbildung haben. Wird die Psychologie als Teil der Medizin angesehen, werden Logopädie und Medizin (inkl. Psychologie) mit nahezu identischer Stundenzahl unterrichtet. Bei dem Vergleich der weiteren Bezugsdisziplinen ist festzuhalten, dass die Pädagogik mit 140 Stunden ein höheres zeitliches Gewicht hat als die Linguistik mit 80 Stunden.

Die Nähe zur Medizin ist nicht zufällig und auch nur folgerichtig, da die von Heuermann (vgl. 2014: 81) beschriebenen primären Aufgabengebiete der Diagnostik, Therapie und Beratung von Logopädinnen und Logopäden häufig in logopädischen Praxen oder anderen Einrichtungen des Gesundheitswesen als *Heilmittelerbringerin*

---

7   Eine detaillierte Tabelle zur vorgenommenen Gruppierung der einzelnen Unterrichtsfächer ist der Anlage 1 zu entnehmen.

oder -erbringer auf Verordnung von Ärzten geleistet wird (vgl. Brauer; Tesak 2007: 11). Als solche bieten sie Heilmittel als Dienstleistungen der gesetzlichen Krankenversicherung (GKV) für deren Versicherte an (vgl. Eicher 2009: 25). Die Verordnung eines Heilmittels kann nur von einem Vertragsarzt der GKV vorgenommen werden (vgl. ebd.: 27). Gesetzliche Grundlagen für die logopädische Arbeit als Heilmittel sind das fünfte Buch Sozialgesetzbuch (SGB V) mit den Konkretisierungen in der Heilmittelrichtlinie (HeilM-RL), sowie des integrierten Heilmittelkataloges und die Ausführungen zum Behandlungsvertrag in § 630 a bis h des Bürgerlichen Gesetzbuches (BGB). Die HeilM-RL definiert Heilmittel als „persönlich zu erbringende medizinische Leistungen" (§ 2 (1) HeilM-RL) beispielsweise in der „Stimm-, Sprech- und Sprachtherapie (ebd.). Im Heilmittelkatalog der HeilM-RL (vgl. 2017: 27) sind der Stimm-, Sprech- und Sprachtherapie die Störungsbilder Stimme, Sprache, Redefluss, Stimm- und Sprechfunktion und Schluckakt zugeordnet. Vergleichbare Tätigkeitsfelder der Logopädie sind auch bei Grohnfeldt und Ritterfeld (vgl. 2000: 17), sowie beim Deutschen Bundesverband für Logopädie e.V. (dbl) (vgl. dbl 2010: 4) nachzulesen. Wobei der dbl (vgl. ebd.) die Aufstellung um den Bereich Hören erweitert. Ähnliches führt auch Wendler (vgl. 2005: 3) aus, der Hörstörungen ergänzt, sofern diese Auswirkungen auf logopädische Bereiche haben.

Heilmittelleistungen in der Stimm-, Sprech- und Sprachtherapie können neben Logopädinnen und Logopäden auch akademische Sprachtherapeutinnen und -therapeuten, Atem- Sprech- und Stimmlehrerinnen und -lehrer sowie Linguistinnen und Linguisten erbringen (vgl. Schubert; Wildegger-Lack 2014: 385; Eicher 2009: 32). Dabei stellen die Logopädinnen und Logopäden mit 10.000 Mitgliedern im Berufsverband die größte Gruppe, gefolgt von 2.640 Mitgliedern bei den akademischen Sprachtherapeutinnen und -therapeuten (vgl. Eicher 2009: 32). Grohnfeldt (vgl. 2012: 15 f.) bezieht sich auf Mitgliederzahlen der Berufsverbände aus 2010 und nennt folgende Zahlen: ca. 10.500 Logopädinnen und Logopäden, ca. 2.800 akademische Sprachtherapeutinnen und -therapeuten und ca. 1.000 Atem-, Sprech- und Stimmlehrerinnen und -lehrer.

Neben der therapeutischen Arbeit als Heilmittelerbringerin und -erbringer arbeiten Logopädinnen und Logopäden auch in der Prävention, der Lehre und Fortbildung sowie in der Wissenschaft und Forschung (vgl. Brauer; Tesak 2007: 13). Präventiv kann beispielsweise mit Menschen in Sprechberufen zum Erhalt ihrer Stimme gearbeitet werden (vgl. dbl 2017: 3). Ein weiteres Feld ist die Arbeit in der frühkindlichen

Sprachförderung, verbunden mit der Beratung und Weiterbildung, zum Beispiel von Er-
zieherinnen und Erziehern sowie den Eltern (vgl. ebd.).

Betrachtet man die oben gesichteten Quellen aus dem Blickwinkel der Fragestellung, ergibt sich zunächst ein vielschichtiges Bild der Logopädie als therapeutische
Disziplin: Zum einen ist da ein breites Spektrum an unterschiedlichen Störungsbildern
mit Patientinnen und Patienten nahezu jeden Alters (vgl. Brauer; Tesak 2007: 10). Zum
anderen ist die logopädische Therapie, ob als Heilmittel von Vertragsärztinnen und
-ärzten der Krankenkassen verordnet, oder außerhalb des Heilmittelkataloges, ein wesentlicher, aber nicht der alleinige Aspekt. So bieten die Bereiche Prävention sowie
Lehre und Fortbildung interessante Alternativen und Ergänzungen. Und auch hier kann
wiederum ein breites Alters- und Themenspektrum von der frühkindlichen Entwicklung
bis zu geriatrischen Aspekten angesprochen werden.

In ihrem Hauptbetätigungsfeld, der Arbeit als Hilfsmittelerbringerinnen und -er-
bringer im Auftrag der Krankenkassen, sind neben Logopädinnen und Logopäden auch
akademisch ausgebildete Sprachtherapeutinnen und -therapeuten und andere akademisch und schulisch ausgebildete Berufsgruppen tätig. Die vorgestellten Zahlen der
unterschiedlichen Berufsgruppen sind vergleichbar, wenn auch deren Validität in Frage
gestellt werden kann. Gemessen wurden lediglich die Mitglieder der großen Berufsverbände. Eine Aussage darüber, wo und wie diese Personen arbeiten, kann genau so
wenig getroffen werden, wie die generelle Aussage, wie viele dieser Personen überhaupt arbeiten. Da es für die Therapieberufe in Deutschland weder eine Berufskammer
noch ein Register gibt, erscheint es in Ermangelung anderer Informationen notwendig,
auf diese Zahlen zurück zu greifen. Trotz aller Unwägbarkeiten scheinen sie ausreichend aussagekräftig, um die Angehörigen der Logopädie als deutlich größte Gruppe
im Bereich der Sprachtherapie auszuweisen.

Vorbereitet auf ihre Aufgaben werden Logopädinnen und Logopäden zum
überwiegenden Teil im Rahmen einer fachschulischen Ausbildung, die auf der Grundlage einer mittlerweile mehr als 35jährigen Ausbildungs- und Prüfungsordnung erfolgt.
Die Übersicht der zu unterrichtenden Fächer in Tabelle 2 bietet einen Einblick in die
Breite der Ausbildung, die nahezu alle der aktuell arbeitenden Logopädinnen und Logopäden durchliefen. Fraglich bleibt, ob die detaillierte Vorgabe von Fächern inklusive
Stundenzahlen förderlich oder eher hinderlich für eine qualitativ hochwertige Ausbil-
dung ist. So stellen sie eine vermeintliche Einheitlichkeit bezügliches des *Was?* der
Ausbildung sicher, wobei auf das *Wie?* nur wenig Einfluss genommen wird. Zudem

sind individuelle Berücksichtigungen von Lehr- / Lernbesonderheiten wie beispielsweise die Berücksichtigung von bereits erworbenen Kompetenzen auf Seiten der Schüle-
rinnen und Schüler im Rahmen eines solch starren Rahmens kaum möglich.

Das Für und Wider einer akademischen vs. einer fachschulischen Ausbildung
der unterschiedlichen Berufsgruppen erscheint vor dem Hintergrund der durch die Modellklausel auch in der Logopädie möglichen akademischen Erstausbildung höchst aktuell. Auf einen Vergleich der schulischen und akademischen Bildungswege und der
dafür notwendigen Vorstellung der verschiedenen akademischen Ausbildungen soll in
dieser Arbeit verzichtet werden und stattdessen der Blick auf den Bezug der systemisch-konstruktivistischen Schlüsselbegriffe im Kontext der logopädische Therapie fo-
kussiert werden.

Die Eingrenzung auf die Logopädie und die logopädische Therapie erscheint
aufgrund des vorgestellten Mengengerüstes der Logopädinnen und Logopäden und
des Wunsches, eine einheitliche Ausbildung als Grundlage der betrachteten therapeutischen Disziplin zu haben, nachvollziehbar. Gleichzeitig bleibt festzuhalten, dass keinesfalls dogmatisch an der Logopädie als einzigen Bezugspunkt festgehalten werden
soll und mögliche Ergebnisse auch ihre Relevanz für die Sprachtherapie anderer Berufsgruppen haben können.

Nach dieser Einführung der Logopädie erfolgt im nächsten Kapitel die Vorstellung der logopädischen Therapie.

3.2 Logopädische Therapie

In diesem Kapitel wird zunächst kurz der Therapiebegriff allgemein eingeführt
und anschließend die logopädische Therapie im speziellen vorgestellt. Im weiteren Verlauf wird die logopädische Therapie aus drei Perspektiven betrachtet. Zunächst sollen
im Kapitel 3.2.1 die verschiedenen Phasen einer logopädischen Therapie vorgestellt
werden. Im Kapitel 3.2.2 werden mit der ICF die Patientinnen und Patienten in den Fokus der Betrachtung genommen. Abschließend werden im Kapitel 3.2.3 mit dem Clinical Reasoning die Therapeutinnen und Therapeuten bzw. deren Entscheidungsfindung
im Rahmen der logopädischen Therapie genauer beleuchtet.

Im Rahmen der Literaturrecherche wurde auch auf Quellen zurück gegriffen,
die im therapeutischen Kontext von einer Sprachtherapie und nicht von einer logopädischen Therapie sprechen. Dies resultiert aus der im Kapitel 3.1 vorgestellten Tatsache,
dass neben Logopädinnen und Logopäden auch andere Berufsgruppen als Heil-

mittelerbringerinnen und -erbringer arbeiten können. In Literatur, die sich an alle Beteiligten wendet, wird häufig von Sprachtherapie und nicht von logopädischer Therapie gesprochen.

Für die Betrachtung des Therapiebegriffs kann Katz-Bernstein (vgl. 2003: 71) gefolgt werden, die Therapie als eine Betreuung und Unterstützung bei von der Norm abweichenden oder defizitären Gesundheitszuständen beschreibt. Dabei bezeichnet Therapie einen Zeitraum, „in dem temporär, durch gezielte Maßnahmen (...) [Anforderungen] reduziert, adaptiert und reguliert werden können, so dass eine (...) Balance zwischen individuellen Bedürfnissen und der sozialen Eingliederung gewährleistet werden kann" (ebd.: 74). Innerhalb dieses Übergangsbereiches sollen die Betroffenen zurück in ihr bekanntes Lebensumfeld begleitet werden (vgl. ebd.: 72).

Bezogen auf die Logopädie argumentieren Brauer und Tesak (2007: 10), dass die Zielsetzung einer logopädischen Intervention eine „möglichst optimale Teilnahme der Betroffenen an familiären, sozialen, beruflichen und gesellschaftlichen Prozessen" ist. Grohnfeldt (vgl. 2012: 17) definiert Sprachtherapie unter Bezugnahme auf seine eigenen Ausführungen aus 2007 als die Summe aller Maßnahmen, die im Zusammenhang mit Sprachstörungen oder deren Auswirkungen stehen und bei den Betroffenen, deren Angehörige oder dem sozialen Umfeld durchgeführt werden. Einen elementaren Unterschied stellt es dabei dar, ob es in der Therapie, aus dem Blickwinkel der Therapeutinnen und Therapeuten, um eine Eliminierung vorhandener Störungen, oder um eine Begleitung der Betroffenen bei der eigenen Heilung geht (vgl. Grohnfeldt 2003: 21).

Nach Sichtung der obigen Quellen geht es in der logopädischen Therapie um eine temporäre Maßnahme im medizinischen Kontext. Diese soll es den Patientinnen und Patienten ermöglichen, ihre Teilhabe am Leben zu verbessern. Dabei werden individuelle Aspekte der Betroffenen sowohl in der Zielstellung als auch bei den Anforderungen berücksichtigt. Die Bedeutung des von Grohnfeldt (vgl. 2003: 21) beschriebenen Unterschieds in der Herangehensweise erscheint folgerichtig, da bei der Eliminierung einer Störung die Störung im Mittelpunkt steht, während bei einer Begleitung die Betroffenen im Mittelpunkt der therapeutischen Intervention stehen. Folgt man den bisherigen Ausführungen dieser Arbeit und überträgt diese auf das therapeutische Geschehen erscheint es geradezu unumgänglich, die Betroffenen in den Mittelpunkt der logopädischen Therapie zu stellen, um so deren Bedürfnisse und deren Wahrheit erfassen und berücksichtigen zu können.

Nach dieser ersten, allgemeinen Betrachtung der logopädischen Therapie, wird in den folgenden Unterkapiteln die logopädische Therapie aus verschiedenen Blickwinkeln betrachtet.

3.2.1 Phasen der logopädischen Therapie

Als erste Perspektive soll im folgenden Kapitel die logopädische Therapie auf Basis ihrer Phasen und Aktivitäten betrachtet werden.

Katz-Bernstein (2003: 76) spricht in diesem Zusammenhang von „Handlungs-bereichen" und führt als solche Diagnostik, Planung, Beratung von Betroffenen und An-gehörigen, Beratung mit anderen Fachkräften und Evaluation der Maßnahme aus (vgl. ebd.). Die eigentliche therapeutische Intervention erwähnt Katz-Bernstein in dieser Auf-stellung nicht.

Bei Beushausen und Walther (vgl. 2009: 39 ff.) ist als erster Baustein der Erst-kontakt aufgeführt, in dem ein erstes, gegenseitiges Kennenlernen stattfindet. Die Dia-gnostik wird unterteilt in die Bereiche Anamnese mit der Aufnahme der persönlichen Si-tuation und die Status-, Verlaufs- und Abschlussdiagnostik zu Beginn, während und zum Ende der Therapie. Im eigentlichen Therapieprozess stellt sich zunächst die Fra-ge, ob eine Therapie durchgeführt werden soll. Ist dies der Fall werden gemeinsam mit den Beteiligten Therapieziele vereinbart. Die Beratung kann entweder therapiebeglei-tend, z.B. bei Elterngesprächen im Rahmen von der Therapie bei Kindern, oder als se-parater Therapiebestandteil, z.B. bei Angehörigenberatung, vorhanden sein. Ebenfalls parallel zur eigentlichen Therapie findet die Dokumentation des Therapieverlaufs und optional ein interdisziplinärer Austausch mit Kolleginnen und Kollegen sowie anderen Berufsgruppen statt. Zum Abschluss der Therapie kann mit Hilfe einer Evaluation Qua-lität und Effektivität beurteilt werden. (vgl. ebd.)

Borgetto (2017: 186 f.) und ein Jahr zuvor Kälble und Borgetto (2016: 393 f.) beschreiben den therapeutischen Prozess als einen Kreislauf aus „Problemdefinition (...) Zieldefinition und Therapieentscheidung (...) (Be-)Handlungsplanung (...) Evaluati-on (...) [und] Adaptation". Als Ausgangspunkt wird das „Hilfesuchen" (ebd.: 393) der Patientinnen und Patienten beschrieben.

Dehn-Hindenberg (2010: 42) beschreibt den Therapieprozess bestehend aus „Anamnese/ Diagnose/ Erstgespräch (...) Therapiezielvereinbarung (...) Therapiepla-nung (...) Therapiedurchführung (...) [und] Therapieabschluss". Dabei werden im Erst-gespräch die Grundlagen für die weitere Zusammenarbeit der Beteiligten gelegt (vgl.

ebd.: 43). Im Bereich der Therapiezielvereinbarung hält es Dehn-Hindenberg (vgl. 2010: 45) für wichtig, die für die Patientinnen und Patienten relevanten Kriterien in die Vereinbarung mit einzubeziehen. Dabei ist allerdings auch zu berücksichtigen, dass es Patientinnen und Patienten gibt, die aufgrund von Erkrankungen nicht in der Lage sind, sich aktiv an der Zielfindung zu beteiligen (vgl. ebd.: 46). In diesen Fällen muss der Prozess der Entscheidungsfindung entsprechend angepasst werden (vgl. ebd.). Die gefassten Zielsetzungen dienen als Basis der Therapieplanung, die an die Bedürfnisse der Patientinnen und Patienten angepasst wird (vgl. ebd.: 49). Im Bereich der Therapiedurchführung unterscheidet Dehn-Hindenberg (2010: 56) vier Zielrichtungen bzw. Lernansätze: „Lernen als Verhaltensänderung (...) Erwerb von Handlungskompetenz (...) Lernen als konstruktiver Prozess (...) [und] Lernen als motivationaler Prozess". Zum Therapieabschluss schlägt Dehn-Hindenberg (vgl. 2010: 58) vor, gemeinsam mit den Betroffenen die erreichten Fortschritte zu betrachten und notwendige weitere Schritte anzusprechen. Darüber hinaus ist es von Relevanz, die Therapie zu evaluieren (vgl. ebd.).

Die Sichtung logopädischer Fachliteratur zur Therapie der fünf in der HeilM-RL beschriebenen Störungsbilder Stimme, Sprache, Redefluss, Stimm- und Sprechfunktion und Schluckakt ergibt bei aller Unterschiedlichkeit in der Gewichtung und den sprachlichen Nuancen eine Häufung der oben aufgeführten strukturellen Aspekte der logopädischen Therapie.[8]

Bei aller Individualität von therapeutischen Interventionen erscheint eine einheitliche Strukturierung der in der gesichteten Literatur getätigten Ausführungen zielführend. Auffällig ist, dass viele Beschreibungen, sowohl zeitliche Phasen als auch eine Strukturierung von Handlungsebenen beinhalten. Die Handlungen erstrecken sich teilweise über mehrere Phasen, beinhalten allerdings je nach Phase verschiedene Aktivitäten. In nachstehender Tabelle werden die verschiedenen Aspekte der bisherigen Ausführungen in eine Struktur überführt, in der den einzelnen Therapiephasen Handlungsebenen und Aktivitäten zugeordnet werden:

---

8 Betrachtete Fachbücher sind: *Stimmtherapie mit Erwachsenen* von Hammer (2012); *Aphasie. Wege aus dem Sprachdschungel* [als Störung der Sprache] von Schneider et al. (2014); *Sprachentwicklungsstörungen* von Kannengieser (2012); *Stottern im Kindesalter* [als Störung des Redeflusses] von Sandrieser und Schneider (2015); *Myofunktionelle Therapie* [als Störung der Stimm- und Sprechfunktion] von Kittel (2011); *Dysphagie* [als Störung des Schluckaktes] von Prosiegel und Weber (2013).

Tabelle 4: Phasen der logopädischen Therapie im Überblick

Thera-pie-phasen	Handlungs-ebenen	Aktivitäten
Start-phase	Diagnostik	• Anamnese • Statusdiagnostik
	Therapieziele	• Gemeinsame Zielfindung mit Patientinnen / Patienten und Angehörigen
	Planung	• Therapieplanung auf Basis der Diagnostik und unter Berücksichtigung der Ziele
	Therapeutische Intervention	• Kennenlernen • Schaffung einer Vertrauensbasis
	Beratung	• Beratung zu ergänzenden Maßnahmen (Zusätzliche Diagnostiken anderer Professionen, weitere therapeutische Interventionen, förderliche Hinweise für die Gestaltung des Alltags)
	Interdisziplinärer Kontakt	• Informationseinholung zu anderen aktuellen oder historischen therapeutischen und medizinischen Interventionen
Interventions-phase	Diagnostik	• Verlaufsdiagnostik zur Überprüfung der Wirksamkeit der gewählten Therapiemethoden
	Therapieziele	• Eventuell Anpassung der Therapieziele auf Basis der Verlaufsdiagnostik
	Planung	• Adjustierung der Planung auf Basis der Ergebnisse der Verlaufsdiagnostik sowie der Interventionen
	Therapeutische Intervention	• Intervention gemäß Therapieprogramm mit Individualisierung auf die Patientinnen und Patienten
	Beratung	• Parallel oder explizit stattfindende Beratung von Patientinnen und Patienten sowie deren Angehörigen
	Interdisziplinärer Kontakt	• Regelmäßige Abstimmung mit anderen parallel beteiligten medizinischen, therapeutischen und evtl. pädagogischen Professionen
Abschluss-phase	Diagnostik	• Abschlussdiagnostik zur Erfolgsüberprüfung
	Therapieziele	• Gegenüberstellung des Erreichten mit den gesetzten Zielen

Thera-pie-phasen	Handlungs-ebenen	Aktivitäten
	Therapeutische Intervention	• Abnabelung der Patientinnen und Patienten • Alltagstransfer
	Beratung	• Beratung zu förderlichen Aktivitäten in der Phase nach der Therapie
	Interdisziplinä-rer Kontakt	• Berichtschreibung an medizinische, therapeutische und pädagogische Professionen
	Evaluation	• Eigen- und Fremdevaluation der Therapie

Nicht beschrieben in obiger Tabelle sind organisatorische Aspekte, wie beispielsweise die Dokumentation, die parallel zur therapeutischen Tätigkeit in allen Phasen vorgenommen wird.

Die Ausführungen in der Tabelle 4 bieten eine Strukturierung und Zuordnung der im Rahmen einer logopädischen Therapie möglichen Aktivitäten auf Handlungsebenen und Therapiephasen. Die individuelle Relevanz der einzelnen Schritte scheint von der jeweiligen Therapiesituation abzuhängen, wobei die aufgeführten Punkte nach Auswertung der gesichteten Quellen eine grundlegende Bedeutung zu haben scheinen. Im Kapitel 4.2.1 dieser Arbeit werden die Inhalte der Tabelle 4 zunächst kurz ausformuliert, um anschließend die Schlüsselbegriffe einer systemisch-konstruktivistischen Pädagogik auf die Aktivitäten innerhalb der einzelnen Therapiephasen und Handlungsebenen zu übertragen und in deren Kontext anzuwenden.

3.2.2 International Classification of Functioning, Disability and Health in der logopädischen Therapie

Als zweite Perspektive der logopädischen Therapie soll die im Jahr 2001 von der Weltgesundheitsorganisation (WHO) verabschiedete International Classification of Functioning, Disability and Health (ICF) betrachtet werden. 2005 veröffentlichte das Deutsche Institut für Medizinische Dokumentation und Information (DIMDI) die deutsche Version. (vgl. Grötzbach; Iven 2016: 48; Grötzbach et al. 2014: 11; Grohnfeldt 2012: 45)

Übergeordnetes Ziel der ICF ist eine internationale Vereinheitlichung der Beschreibung von Gesundheit und der mit Gesundheit in Zusammenhang stehenden Faktoren und Komponenten (vgl. DIMDI 2005: 9). Dafür stellt die ICF eine wissenschaftlich fundierte einheitliche Sprache zur Beschreibung von Gesundheit zur Verfügung, die das gegenseitige Verständnis von Gesprächsinhalten der verschiedenen Disziplinen im Gesundheitssystem verbessern kann (vgl. ebd.: 11).

Die ICF basiert auf der Annahme eines bio-psycho-sozialen Gesundheitsmo-dells, dass Wechselwirkungen zwischen den einzelnen Komponenten beschreibt (vgl. Grötzbach; Iven 2016: 50; Grötzbach et al. 2014: 13; Grohnfeldt 2012: 46 f.). Der Zu-sammenhang zwischen den Kontextfaktoren und der gesundheitlichen Situation wird in nachstehenden Abbildung dargestellt [9]:

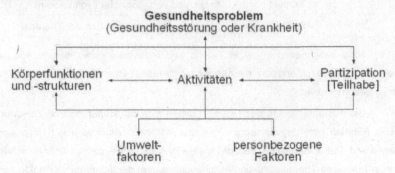

Gesundheitsproblem
(Gesundheitsstörung oder Krankheit)

Körperfunktionen   Aktivitäten   Partizipation
und -strukturen   [Teilhabe]

Umwelt-   personbezogene
faktoren   Faktoren

Abbildung 1: Darstellung der ICF Komponenten (DIMDI 2005: 23)

Für die in Abbildung 1 in Wechselwirkung stehenden Komponenten bietet die DIMDI (2005: 16) Beschreibungen, die in nachstehender Tabelle vorgestellt werden:

Tabelle 5: Beschreibungen der ICF Komponenten (vgl. DIMDI 2005: 144 ff.)

ICF Komponente	Beschreibungen
Gesundheitsproblem	Gilt als Oberbegriff aller akuten und chronischen Er-krankungen, Störungen, Verletzungen und Traumata.
Körperfunktionen	Bezeichnet die physiologischen Funktionen des Kör-pers und bezieht dabei mentale Funktionen in die Be-trachtung mit ein.
Körperstrukturen	Bilden alle anatomische Teile des Körpers, z. B. Organe und Gliedmaßen.
Aktivität	Beschreibt Aktionen, Handlungen oder die Erledigung von Aufgaben durch eine Person.

---

9 Abbildung 1 zu den Wechselwirkungen zwischen den Komponenten der ICF wurde abgedruckt mit freundlicher Erlaubnis der Weltgesundheitsorganisation (WHO). Alle Rechte liegen bei der WHO.

ICF Komponente	Beschreibungen
Partizipation / Teilhabe	Bildet den Einbezug der betrachteten Person in die eigene Lebenssituation ab.
Umweltfaktoren	Beziehen sich als Kontextfaktoren auf die Umwelt der betrachteten Person, z.B. Beziehungen zu anderen Menschen, Sozialsysteme, Gesetze.
personenbezogene Faktoren	Beziehen sich als Kontextfaktoren auf die zu betrachtende Person selber, z.B. Alter, Geschlecht, Lebenserfahrung.

Nachfolgendes Beispiel soll die in Abbildung 1 dargestellten Zusammenhänge der in der Tabelle 5 inhaltlich beschriebenen ICF-Komponenten verdeutlicht:

Aufgrund einer Erkrankung der Schilddrüse *(Gesundheitsproblem)* wird eine Operation notwendig, in deren Rahmen es zur Durchtrennung eines Nervs kommt. Dieser steuert die Aktivitäten der Muskeln, die für die Stimmbildung im Kehlkopf zuständig sind. Die eingeschränkte Beweglichkeit der Muskeln *(Körperfunktion und -struktur)* wirkt sich auf die Belastbarkeit der Stimme aus, so dass der Betroffene nicht mehr singen kann *(Aktivität)*. Darauf hin nimmt er nicht mehr an den wöchentlichen Choraktivitäten teil *(Teilhabe)*. Dies führt zu einer Reduktion des eigenen Interesses an Musik *(personenbezogene Faktoren)* und zu einem Rückzug von anderen Menschen *(Umweltfaktoren)*. In der Folge erkrankt der Betroffene an einer psychischen Krankheit *(weiteres Gesundheitsproblem)*.

Diese Beispiel soll vereinfacht und überspitzt mögliche Beziehungen der einzelnen Betrachtungsebenen darstellen.

Für alle Komponenten, außer dem Gesundheitsproblem und den personenbezogenen Faktoren bietet die ICF einen fachsprachlichen Katalog von Begriffen und Beschreibungen sowie der Möglichkeit, das Ausmaß der Störung, oder bei den Umweltfaktoren den Grad der Hinderlichkeit oder Förderlichkeit des Faktors, durch einen definierten Zahlencode kenntlich zu machen (vgl. DIMDI 2005: 26 f.). Personenbezogene Faktoren werden aktuell in der ICF nicht klassifiziert (vgl. ebd.: 146), Gesundheitsprobleme werden nach der International Statistical Classification of Diseases (ICD) in der aktuellen 10ten Version (ICD-10) kodiert (vgl. ebd.: 145). Der Gebrauch dieser ICD-10 Codes ist beispielsweise für die Vertragsärzte der Krankenkassen verpflichtend bei der Beschreibung ihrer Diagnose (vgl. § 295 (1) SGB V).

Für die logopädische Therapie bietet die ICF mehr als nur die Bereitstellung eines einheitlichen Codierungssystems (vgl. Grötzbach et al. 2014: 19). Grötzbach et al. (vgl. 2014: 20) betonen beispielsweise die Bedeutung in der Diagnostik. Für die

Zielsetzung wird insbesondere die Wichtigkeit einer Berücksichtigung der Teilhabe betont (vgl. Grötzbach; Iven 2016: 55 ff.; Grötzbach et al. 2014: 21). Auch der Austausch in interdisziplinären Therapiekontexten wird durch die Berücksichtigung der ICF vereinfacht (vgl. Grötzbach; Iven 2016: 59; Beushausen 2009a: 66). Grötzbach et al. (2014: 19) kommen zu dem Schluss: „Die ICF dient nicht der Klassifizierung von Störungen oder Personen, sondern versteht sich als ein Beschreibungssystem von individuellen, alltagsrelevanten, teilhabebezogenen Gesundheitsbedingungen."

Die ICF mit dem bio-psycho-sozialen Gesundheitsmodell stellt eine relevante Grundlage für die therapeutische Intervention dar. Neben der Möglichkeit einer wissenschaftlich fundierten, einheitlichen Codierung von Faktoren bietet sie über alle Therapiephasen die Möglichkeit, sich mit unterschiedlichen Aspekten der Patientinnen und Patienten auseinander zu setzen. Die Differenzierung in sechs Betrachtungsebenen bietet den Therapeutinnen und Therapeuten die Option einer Strukturierung und Zuordnung von Aussagen der Betroffen. So bietet beispielsweise die Unterscheidung zwischen der betroffenen Körperstruktur bzw. -funktion, den dadurch betroffenen Aktivitäten und der daraus resultierenden Einschränkung bei der Partizipation die Möglichkeit, schon in der Zielfindung eine auch für die Betroffenen verständliche und bedeutsame Zielhierarchie zu finden und so dem gesamten therapeutischen Prozess eine Relevanz für die Betroffenen zu geben.

Aufgrund der geschilderten Relevanz der ICF und des dahinter liegenden bio-psycho-sozialen Gesundheitsmodells innerhalb der logopädischen Therapie, erscheint es nur folgerichtig, die Begriffe einer systemisch-konstruktivistischen Pädagogik im Kapitel 4.2.2 dieser Arbeit auf die ICF zu beziehen. Als Grundlage und Anknüpfungspunkte sollen dabei die in Tabelle 5 aufgeführten ICF-Komponenten dienen.

3.2.3 Clinical Reasoning in der logopädischen Therapie

Als dritte und abschließende Perspektive der logopädischen Therapie soll das Clinical Reasoning betrachtet werden.

Ursprünglich stammt der Begriff Clinical Reasoning aus der Lernpsychologie und wurde ab den 50er Jahren des letzten Jahrhunderts in verschiedenen Wissenschaftsbereichen genutzt (vgl. Beushausen 2009b: 2). Übertragen auf die Therapieberufe heißt dies für Beushausen (vgl. 2009b: 1) in ihrem Buch der therapeutischen Entscheidungsfindung in der Sprachtherapie, dass Clinical Reasoning gedankliche Vorgänge beschreibt, auf deren Basis therapeutische Entscheidungen getroffen werden. Diese Auseinandersetzung findet entweder allein, mit anderen therapeutischen Kolleginnen und Kollegen und / oder den Patientinnen und Patienten statt (vgl. Beushausen 2011: 388). Ein zentrales Outcome des Clinical Reasoning ist dabei das Lernen durch Reflexion, so Jones und Rivett (vgl. 2006: 10 f.) in ihrem Buch zum Clinical Reasoning in der Manuellen Therapie. Klemme und Siegmann (vgl. 2006: 3) erheben Clinical Reasoning in ihren Ausführungen für die Physiotherapie zu *dem* zentralen Element des therapeutischen Handelns.

Eine Hauptstrategie der Entscheidungsfindung im Rahmen des Clinical Reasonings ist das hypothetisch-deduktive Vorgehen oder Reasoning. Dabei verläuft der Entscheidungsweg vom Allgemeinen zum Individuellen. Auf Basis von vorliegenden klinischen Informationen werden Hypothesen über die zu behandelnde Person entwickelt. Darauf aufbauend werden Diagnostiken durchgeführt, weitere Daten gewonnen und anfängliche Hypothesen bestätigt, verworfen oder modifiziert. Nach und nach nähern sich so Therapeutinnen und Therapeuten deduktiv von einer allgemeinen Hypothese dem konkreten Einzelfall an. (vgl. Beushausen 2011: 389; 2009b: 14 f.; Klemme; Siegmann 2006: 25 ff.)

In Abweichung zum hypothetisch-deduktiven Vorgehen verläuft bei der Mustererkennung, der zweiten Strategie der Entscheidungsfindung, der Entscheidungsweg vom Individuellen zum Allgemeinen (vgl. Beushausen 2011: 389; 2009b: 17). Dabei fassen überwiegend erfahrene Therapeutinnen und Therapeuten im Rahmen der Diagnostik verschiedene individuelle Aspekte in einem ihnen bekannten Muster zusammen und können auf deren Basis auf das dahinter liegende Störungsbild der Person schließen (vgl. ebd. 2011: 389; 2009b: 16 f.). Klemme und Siegmann (vgl. 2006: 28 f.) äußern sich unter den Stichwörter Pattern Recognition und Forward Reasoning inhaltlich vergleichbar. Jones und Rivett (2006: 9) bezeichnen die Muster als „Prototypen häufig erlebter Situationen".

Zur besseren Abgrenzung der einzelnen Denkprozesse wird das Clinical Reasoning in therapeutischen Publikationen in Formen unterteilt. Dabei sind je nach therapeutischer Profession und Autorin oder Autor Zusammenstellungen verschiedener Reasoning Formen entstanden, in denen die einzelne Begriffe nicht immer trennscharf verwenden. Für diese Arbeit soll der Logik und den Reasoning-Formen von Beushausen (2009b: 18 ff.), als einer Autorin der deutschen Logopädie und Sprachtherapie, gefolgt werden, wobei Ethisches und Pragmatisches Reasoning separat betrachtet werden. In der folgenden, an Beushausen (vgl. 2009b: 18) angelehnten Darstellung, werden die einzelnen Formen in tabellarischer Form kurz vorgestellt. Dabei fließen, wie in der Fußnote erwähnt, Ausführungen weiterer Autorinnen und Autoren in die Beschreibung mit ein.

Tabelle 6: Formen des Clinical Reasonings (vgl. Beushausen 2011: 390)

Clinical Reasoning Form	Kurzbeschreibung[10]
Didaktisches Reasoning	Analyse der Lehr- / Lernsituation im therapeutischen Setting.
Ethisches Reasoning	Reflexion von Werten und Normen der am therapeutischen Prozess Beteiligten und deren Berücksichtigung in der Therapie.
Interaktives Reasoning	Berücksichtigung der Interaktionen zwischen dem beteiligtem therapeutischen Team, den Patientinnen und Patienten sowie deren Angehörigen in der Therapie.
Narratives Reasoning	Erfassen des biographischen Hintergrundes von Patientinnen und Patienten durch Geschichten und Berücksichtigung in der Therapie.
Pragmatisches Reasoning	Einfluss der die Therapie begleitenden Faktoren wie zum Beispiel das Therapie-Setting und vorhandene materieller Ressourcen auf die Therapie und deren Ergebnisse.
Prognostisches Reasoning	Prognose möglicher Therapieverläufe und -ergebnisse und deren Integration in die Therapie.
Prozedurales Reasoning	Einbezug des Fachwissens und der beruflichen Erfahrung in die Entscheidungsfindung.

Die Kurzbeschreibung der verschiedenen Reasoning-Formen in Tabelle 6 verdeutlicht, wie umfassend die Begriffswelt des Clinical Reasonings die therapeutische Entscheidungsfindung beschreibt. Dabei beschreiben Werte und Normen *(Ethisches Reasoning)* die eigenen Handlungsgrenzen. Für die Prognose möglicher Therapieverläufe *(Prognostisches Reasoning)* werden nicht nur das vorhandene Fachwissen und die eigene Erfahrung *(Prozedurales Reasoning)* genutzt, sondern es werden auch die Biographie der Betroffenen *(Narratives Reasoning)*, die Interaktionen zwischen Patientinnen und Patienten, deren Angehörigen und den Therapeutinnen und Therapeuten

---

10 Beschreibungen erfolgen in Anlehnung an die Ausführungen von Beushausen (vgl. 2011: 390; 2009b: 18 ff.). Vergleichbare Aussagen zu narrativem, prozeduralem, interaktivem und pragmatischem Reasoning sind auch bei Rathey-Pötzke (2011: 21 f.) nachzulesen. Klemme und Siegmann (2006: 33 ff.) äußern sich zu ethischem, pragmatischen, interaktivem und narrativem Reasoning vergleichbar. Bei Borgetto (2017: 184) sind ähnliche Aussagen zu prognostischem, prozeduralem, interaktivem, narrativem, ethischem und pragmatischem Reasoning zu finden.

(Interaktives Reasoning) sowie die Begleitumstände *(Pragmatisches Reasoning)* in die Betrachtung einbezogen. Darüber hinaus werden auch die konkreten Lehr- / Lernsituationen *(Didaktisches Reasoning)* betrachtet.

Werden die beiden Hauptstrategien der therapeutischen Entscheidungsfindung, das hypothetisch-deduktive Vorgehen und die Mustererkennung, in die Betrachtung mit einbezogen, erscheint es realitätsfern zu glauben, dass im Rahmen dieser Strategien die einzelnen Reasoning-Formen separat und bewusst getrennt angewendet werden. Vielmehr lässt sich die Entscheidungsfindung als ein Konglomerat von Denkprozessen beschreiben, in dem gleichzeitig mehrere Aspekte des Reasonings betrachtet werden. Diese Gleichzeitigkeit macht die unterschiedlichen Formen keinesfalls obsolet, bietet doch eine separate Betrachtung der einzelnen Prozesse, beispielsweise im Rahmen einer Therapieevaluation, die Möglichkeit, die therapeutische Entscheidungsfindung differenziert zu analysieren.

Mit Hilfe der einzelnen Clinical Reasoning Formen lassen sich die Prozesse der logopädischen Entscheidungsfindung vielfältig analysieren und beschreiben. Da letztlich Entscheidungen die Grundlage des therapeutischen Handelns sind, scheinen die Clinical Reasoning Formen relevante Faktoren der logopädischen Therapie zu sein. Im Kapitel 4.2.3 werden daher die Schlüsselbegriffe einer systemisch-konstruktivistischen Pädagogik auf die einzelnen Reasoning-Formen bezogen. Grundlage hierfür sind die Ausführungen in der Tabelle 6.

4 Übertragung der Schlüsselbegriffe auf die logopädische Therapie

Nachdem in Kapitel 3 die Logopädie nebst logopädischer Therapie vorgestellt wurde, werden nun die in der Tabelle 1 des Kapitels 2.4 eingeführten Schlüsselbegriffen der systemisch-konstruktivistischen Pädagogik nach Siebert (vgl. 2007: 19; 2003b: 20) im Kapitel 4.1 zunächst beschrieben und allgemein im Kontext der logopädischen Therapie dargestellt. In Kapitel 4.2 erfolgt der Übertrag auf die ausgewählten Aspekte der logopädischen Therapie.

4.1 Einführung der Schlüsselbegriffe im Kontext der logopädischen Therapie

Die Einführung der Schlüsselbegriffe sowie deren Betrachtung im logopädischen Zusammenhang erfolgt in alphabetischer Reihenfolge. Bei Einbezug weiterer Schlüsselbegriffe wird per Fußnote auf das jeweilige Kapitel hingewiesen, in dem dieser Begriff beschrieben wird. Eine auf Basis der nachfolgenden Ausführungen erstellte Übersicht der Schlüsselbegriffe nebst Kurzbeschreibungen ist der Anlage 2 zu entnehmen.

4.1.1 Anschlussfähigkeit

Arnold (2007: 69) beschreibt, dass „neue Sichtweisen, Gedanken und Erklärungen (...) an die bisherigen Muster anknüpfen" müssen. Andernfalls lösen sie Abwehrmechanismen aus (vgl. ebd.). Um nicht anschlussfähiges Wissen aufnehmen zu können, bedarf es seitens der Lernenden der Fähigkeit mit Perturbationen[11] umgehen zu können (vgl. Siebert 2003a: 80). An anderer Stelle formuliert Siebert (vgl. 2015a: 101; 2009: 95), dass Lernen, also der Aufbau neuer neuronaler Netzwerke, um so nachhaltiger ist, sofern es an bereits bestehende Wissensnetze anschließen oder in diese integriert werden kann.

Die Bedeutung der Anschlussfähigkeit in der logopädischen Therapie scheint offensichtlich: Können neues Wissen und therapeutische Inhalte an bereits vorhandene Wissensnetzwerke der Patientinnen und Patienten anschließen, wird das Lernen und letztlich der Therapiefortschritt erleichtert. Fehlende Anschlussfähigkeit kann zu Hindernissen für den Therapiefortschritt führen.

---

11 Vgl. Kapitel 4.1.9 Perturbation

© Springer Fachmedien Wiesbaden GmbH, ein Teil von Springer Nature 2019
A. Wolfs, *Konstruktivistische Sichtweisen in der logopädischen Therapie*,
Best of Therapie, https://doi.org/10.1007/978-3-658-24303-6_4

4.1.2 Autopoiese

Der Begriff der Autopoiese stammt aus dem Griechischen und setzt sich aus den Wörtern *autos,* was *selbst,* und *poiein,* was *machen* bedeutet, zusammen (vgl. Maturana 1985: 141). Bereits während der Ausführungen im Kapitel 2 wurde der Begriff der Autopoiese oder der Autopoiesis betrachtet. Als Urheber des Begriffs sind in verschiedenen Publikationen die beiden chilenischen Biologen Maturana und Varela beschrieben (vgl. Siebert 2016: 58; 2015a: 18; 2012a: 9; 2012c: 53; 1998: 14; Jantsch 1992: 33).

Nachdem Maturana und Varela 1973 den Begriff der Autopoiese beschrieben hatten (vgl. Varela 1987: 119), formulierten die beiden Autoren 1974 gemeinsam mit Uribe:

> The autopietic organization is defined as a unity by a network of productions of components which (i) participate recursively in the same network of productions of components which produced these components, and (ii) realize the network of productions as a unity in the space in which the components exist. (Varela et al. 1974: 188)

Jantsch (1992: 37) übersetzt Autopoiese mit „Selbstproduktion oder Selbsterneuerung" und beschreibt sie als Eigenschaft von lebenden Systemen, die sich ständig aus sich selbst heraus erneuern und dabei in ihrer Struktur unverändert bleiben (vgl. ebd.: 33). Dabei sind sie nicht darauf ausgerichtet einen Output zu generieren (vgl. ebd.: 37), sondern primär selbstreferenziell[12] (vgl. ebd.: 66). Auch Willke (2006: 247) weist auf die biologischen Wurzeln des Begriffs Autopoiese hin und übersetzt ihn mit „Selbst-Reproduktion". Übertragen auf die Systemtheorie formuliert er, dass die Autopoiese darauf hinweist, dass Systeme ihre Bestandteile selbst erzeugen und so eine Unabhängigkeit gegenüber ihrer Umwelt besitzen (vgl. ebd.). Auf die Selbstproduktion der Bestandteile, aus denen sie bestehen, weist auch Nolda (vgl. 2015: 52) im Kontext von autopoietischen Systemen hin. Terhart (2002: 21; 1999: 633) beschreibt die Autopoiese als eine von außen unabhängige „Selbst-Konstitution". Bei Siebert (2012b: 302) ist von „Selbststeuerung, Selbstorganisation[13] lernender Systeme" zu lesen. Eines dieser lernenden autopoietischen Systeme ist das menschliche Gehirn (vgl.; Siebert 2012b: 302; 2012c: 64; Arnold 2010a: 173; Siebert 2009: 94). Das bedeutet, dass neues Wissen im Gehirn selbst erzeugt wird (vgl. Siebert 2012c: 64) und Umweltimpulse

---

12 Vgl. Kapitel 4.1.11 Selbstreferenz.
13 Vgl. Kapitel 4.1.10 Selbstorganisation.

dabei auf Basis des bereits vorhandenen neuronalen Systems auf ihre Viabilität[14] geprüft werden (vgl. Schüßler 2016: 89).

Die Annahme einer Autopoiese erscheint grundlegend für weitere Betrachtungen in der logopädischen Therapie. Bereits aus der Definition von Varela et al. aus 1974 ist als Grundgedanke der Autopoiese eine aus sich selbst heraus ausgehende Erneuerung bei gleichzeitiger Abgrenzung und Unabhängigkeit zur Umwelt abzulesen. Wird dieser biologische Aspekt auf Lebewesen übertragen, so ist sowohl der Mensch an sich, als auch seine Teile, beispielsweise das Gehirn, autopoietisch. Diese Abgeschlossenheit bewirkt, dass nichts von außen eindringen kann und das, was als außen, oder als Umwelt wahr genommen wird, von sich selbst als Beobachtenden konstruiert wird. Der Einbezug der Systemtheorie ermöglicht zwei Blickwinkel: Zum einen werden Menschen und seine Teile als physische autopoietische Systeme betrachtet. Im logopädischen Kontext sind dies sowohl die Logopädinnen und Logopäden, als auch die Patientinnen und Patienten nebst ihren Angehörigen. Zum anderen sind soziale autopoietischen Systeme, also die Interaktion zwischen Menschen beispielsweise im Rahmen einer therapeutischen Intervention zu berücksichtigen.

4.1.3 Beobachtungsabhängigkeit

Die Beobachtungsabhängigkeit ist im Zusammenhang mit der im Kapitel 2.3 beschriebenen Bedeutung der Beobachter zu sehen. Siebert (vgl. 2012b: 145; 2009: 94) führt in diesem Zusammenhang aus, dass die Wirklichkeit abhängig von der Beobachtung der Einzelnen ist. Dabei entspricht die Wahrnehmung der Umwelt nicht der *Wahrheit*, sondern beschreibt eine viable[15] Wirklichkeit (vgl. ebd. 2009: 94).

Folgt man der Beobachtungsabhängigkeit im Rahmen der logopädischen Therapie wird die Bedeutung der Beobachtung von Beobachtern im Rahmen von Lehr-Lernkontexten deutlich: Eine Beobachtung kann es Therapeutinnen und Therapeuten ermöglichen, die individuelle Wirklichkeit der Lernenden bzw. Patientinnen und Patienten zu erkennen, wobei immer berücksichtigt werden muss, dass auch diejenigen, die beobachten, selber Beobachter sind und daher auch ihre Wahrnehmungen durch die neuronalen Netzwerke geprägt sind.

Dabei scheint es in der Therapie Grenzen zu geben. So ist die Relativität von gesundheitlichen Problemen wie eine im Beispiel des Kapitels 3.2.2 beschriebene In-

---

14 Vgl. Kapitel 4.1.14 Viabilität.
15 Vgl. Kapitel 4.1.14 Viabilität.

aktivität von Muskeln im Kehlkopfes aufgrund eines durchtrennten Nervs nur sehr begrenzt. Die Beobachterabhängigkeit beeinflusst allerdings die Art, wie die Information zum durchtrennten Nerv im eigenen neuronalen Netzwerk abgespeichert werden und ist bedeutsam bei der Bewertung der Folgen dieser Informationen.

4.1.4 Differenzerfahrung

Nach Arnold (vgl. 2007: 69) ist die Erfahrung einer Differenz elementar, um Dinge und Gegenstände voneinander abzugrenzen. Mehr noch: „Der Beobachter konstruiert u. a. durch seine Art der Differenzbildung den Gegenstand" (ebd.). Bei Siebert ist ein anderer Aspekt der Differenzerfahrung beschrieben. Er führt aus, dass die Differenz ein Schlüsselbegriff des Konstruktivismus ist (vgl. Siebert 2005: 69). „Ohne die Wahrnehmung von Differenzen verkümmern die Wirklichkeitskonstruktionen, (...) die Innenwelt verliert den Kontakt zur Außenwelt" (ebd.). Das Erfahren von Differenzen im Austausch mit anderen Menschen bietet die Möglichkeit, die Beobachtungsabhängigkeit[16] der eigenen Positionen zu erfahren und zeigt Vielfältigkeit und möglicherweise auch Widersprüche auf (vgl. ebd.).

Überträgt man die obige Argumentation von Arnold (vgl. 2007: 69) zur Differenzerfahrung auf das therapeutische Handeln, scheint dieser Begriff, ähnlich wie die Anschlussfähigkeit[17], eine Handlungsempfehlung für Therapeutinnen und Therapeuten zu sein: Neues Wissen sollte, um den Lernenden als Beobachtern eine Integration in ihre neuronalen Netze zu erleichtern, zu anderem Wissen die Möglichkeit einer Differenzerfahrung bieten, also unterscheidbar sein. Ein Bezug zu Lehr- / Lernsituationen ist auch bei Arnold und Siebert (2003: 162) nachzulesen, die ein Lernen als „Differenzierung kognitiver Systeme und eine Beobachtung der eigenen Wirklichkeitskonstruktionen" beschreiben.

Auch wenn Siebert (vgl. 2005: 69) von Differenzwahrnehmung und nicht von Differenzerfahrung spricht, erscheint der von ihm vorgetragene Aspekt übertragbar und betrachtenswert. Unabhängig von der Wichtigkeit einer Differenzerfahrung sollten sich Logopädinnen und Logopäden darüber bewusst sein, dass das Neue, also die Erfahrung einer Differenz für die Patientinnen und Patienten irritierend oder verstörend wirken kann. So gilt es einen individuellen Weg zu finden zwischen ausreichender Differenz und zu viel Differenz.

---

16 Vgl. Kapitel 4.1.3 Beobachtungsabhängigkeit.

17 Vgl. Kapitel 4.1.1 Anschlussfähigkeit.

4.1.5 Emergenz

Abgeleitet aus dem lateinischen *emergere*, was *auftauchen* bedeutet, beschreibt Emergenz das Entstehen oder Auftauchen von Gefühlen, Gedanken oder Impulsen (vgl. Arnold 2007: 69). Dabei lassen sich emergente Gegebenheiten nicht logisch erklären (vgl. Collin 2008: 129; Meixner 1997: 20). Ein solches „spontan-kreatives Zusammenwirken" (Arnold 2016: 60) bestehender Strukturen des kognitiven Netzwerkes findet auch beim Denken und Lernen statt (vgl. ebd.). Auch Siebert (vgl. 2012b: 33) bezeichnet den Lernprozess als emergent und beschreibt die in der Biographie erworbenen Erfahrungen als Grundlage desselben. Im Vordergrund steht eine Ausdifferenzierung der bereits vorhandenen kognitiven Wissensstrukturen (vgl. Siebert 2005: 62). Als Kriterien zur Beschreibung von Emergenz stehen Spontanität und Kreativität im Vordergrund (vgl. ebd.: 60). Ergänzend führt er aus, dass die Emergenz nicht von außen gesteuert, wohl aber angeregt werden kann (vgl. Siebert 2012b: 33).

Auch in der Systemtheorie wird der Begriff der Emergenz verwendet. So beschreibt Willke (vgl. 2006: 247) diejenigen Eigenschaften eines System als emergent, die auf Basis der vorhandenen Elemente nicht erklärbar, sondern den Verbindungen dieser zuzuschreiben sind. Vergleichbar äußern sich auch Becker und Reinhardt-Becker (2001: 26), die als Emergenz beschreiben, dass „das Ergebnis einer Synthese mehr ist als die Summe ihrer Teile". Bei Lenzen (vgl. 1997: 958) beschreibt Emergenz die Dynamik in komplexen Systemen, während für Kneer und Nassehi (vgl. 2000: 64) Emergenz das „Auftreten einer qualitativ neuen Ordnungsebene, deren Eigenschaften nicht aus den Eigenschaften des materiellen und energetischen Unterbaus erklärt werden können" ist.

Folgt man zunächst den Ausführungen der Systemtheorie, so scheint Emergenz etwas Unerklärbares zu sein, das *mehr* ist, als die Summe der Einzelteile. Ergänzt man die Ausführungen von Siebert und Arnold, formt sich nicht nur ein Bild von Emergenz, sondern zudem auch ein Gedanke von Lernen und Wissen. Das bestehende Wissen im neuronalen Netzwerk des Gehirns wird in einem kreativen Prozess genutzt, um nicht planbar oder von außen steuerbar, neues Wissen zu schaffen.

Bei Siebert (2005: 60) „ähnelt" der Begriff der Emergenz dem Begriff der Autopoiese (vgl. ebd.). Beide Begriffe beschreiben eine von außen fehlende Steuerbarkeit von Prozessen und bilden so grundlegende Annahmen für die tägliche Arbeit in der logopädischen Therapie. Hervorgehoben sei allerdings noch einmal die Unterschiedlichkeit der Begriffe, geht es doch bei der Autopoiese um die Selbstreproduktion und bei der Emergenz um das Schaffen von etwas Neuem, etwas Zusätzlichem.

4.1.6 Interdependenz

Abgeleitet aus dem lateinischen *inter,* was *zwischen,* und *dependeō,* was *abhängig sein* bedeutet, bezeichnet Interdependenz eine gegenseitige Abhängigkeit[18]. Bei Watzlawick (2003: 129) ist folgende Beschreibung von Interdependenz zu finden:

> Jedermann weiß, was es bedeutet, wenn ein Ding von einem anderen abhängt. Wenn aber dieses andere, zweite Ding im selben Maße vom ersten abhängt, so daß [sic!] also beide sich gegenseitig beeinflussen, so nennt man diese Beziehungsform interdependent.

Arnold (2015a: 219) formuliert eine Annahme der Interdependenz, bei der „Ziele, Inhalte, Methoden und Medien des Lehr-Lernprozesses in einer Wechselwirkung stehen". Als Auswirkung der Interdependenz kann nicht eine einzelne Tatsache als bedeutsamer als andere hervorgehoben werden (vgl. ebd.). An anderer Stelle bringt es Arnold (2007: 69) auf den Punkt, wenn er schreibt: „Alles hängt mit allem zusammen".

Von den vielseitigen Auslegungsmöglichkeiten soll an dieser Stelle der Aspekt der Interdependenz im Rahmen der Interaktionen zwischen Therapeutinnen und Therapeuten und Patientinnen und Patienten sowie deren Angehörigen anhand eines Beispiels dargestellt werden:

> Im Rahmen einer therapeutischen Intervention hat eine Patientin täglich häusliche Übungen zu verrichten. Hierfür benötigt sie die Unterstützung ihres Ehemannes. Dieser wird vom Logopäden instruiert und sagt seine Hilfe zu. Während der täglichen Übungen kommt es zu Streitigkeiten über die Durchführung zwischen den Eheleuten, die zu einer Ablehnung der Übung seitens der Patientin führen, obwohl diese förderlich für die Behandlung ist. Gegenüber dem Logopäden verschweigt die Patientin den wahren Grund für die Ablehnung und führt diese stattdessen auf medizinische Gründe zurück.

Dieses Beispiel soll, bei aller Vereinfachung, mögliche Interdependenzen während einer therapeutischen Intervention nahebringen. Die Reaktionen des Ehemannes werden seitens der Patientin höher gewichtet als der eigene Nutzen der Übung. Gleichzeitig reicht die Vertrauensbasis zum behandelnden Logopäden nicht aus, die wirklichen Gründe zu erörtern. Der Therapeut hat nun die Aufgabe, diese Interdependenzen

---

18 Da im Rahmen der Literaturrecherche keine Übersetzung im inhaltlichen Kontext gefunden wurde erfolgten die Übersetzungen mit Hilfe von Pons Lateinisch - Deutsch. Globalwörterbuch (1984) und Langenscheidts Taschenwörterbuch Latein. Lateinisch - Deutsch. Deutsch - Lateinisch (1998).

zu entwirren, um die Patientin weiterhin bestmöglich auf ihrem Therapieweg zu unterstützen.

4.1.7 Kontextabhängigkeit

Arnold (vgl. 2007: 69) bezieht in seine Ausführung zur Kontextabhängigkeit die Biographie mit ein, wenn er schreibt, dass die Art und Weise wie Menschen aktuell fühlen und denken sowohl von den aktuellen Kontexten, als auch von den biographischen Kontexten abhängig ist. Bei Siebert (2009: 96) ist zu lesen: „Systemisches Handeln ist kontextabhängig". Im weiteren Verlauf beschreibt er, dass Lernen überwiegend im situativen Kontext stattfindet (vgl. ebd.).

Arnold und Siebert beschreiben zwei Aspekte der Kontextabhängigkeit, die Relevanz in vielfältigen logopädisch-therapeutischen Kontexten zu haben scheinen: Zum einen ist das menschliche Handeln vom aktuellen und biographischem Kontext abhängig. Zum anderen ist auch das Lernen, also die Aufnahme von neuen Informationen in das eigene neuronale Netzwerk, vom Kontext abhängig. Hier spielt beispielsweise die Viabilität[19] des zu Lernenden eine relevante Rolle.

4.1.8 Kontingenz

Willke (2006: 249) beschreibt als Kontingenz die „Operationsalternativen" von Systemen in konkreten Situationen. Diese Alternativen werden von den ausführenden Systemen als Freiheit oder Spielraum bei ihren Handlungen betrachtet (vgl. ebd.), Beobachter dieser Systeme nehmen die Kontingenz als „mangelnde Erwartungssicherheit" (ebd.) wahr. Das heißt die Handlungen des anderen Systems bergen Überraschungen und sind unvorhersehbar (vgl. ebd.: 28). Darauf aufbauend steigt mit zunehmender Kontingenz das Potential an möglichen Konflikten (vgl. ebd.: 30). Für Arnold (vgl. 2015a: 220; 2007: 69) sind Handlungen anderer nur bedingt vorherzusagen oder erklärbar. Kontingenz bezeichnet für ihn eine „relative Beliebigkeit (...) der Bedingungen sozialen Handelns" (Arnold 2015a: 220). Kontingenz kann mit „Zufälligkeit oder Beliebigkeit" (Becker; Reinhardt-Becker 2001: 53; Arnold 1996: 34) beschrieben werden.

Patientinnen und Patienten führen Handlungen und Interaktionen im Rahmen ihrer Kontingenz aus. Das heißt, dass sich Logopädinnen und Logopäden nicht auf einen von außen festgelegten Handlungsrahmen verlassen können, sondern sich auf den aktuellen Spielraum ihrer Patientinnen und Patienten einstellen müssen. Dabei gilt

---

19 Vgl. Kapitel 4.1.14 Viabilität.

es, nicht auf erwartete Aktivitäten und Interaktionen zu beharren, oder gar unerwartete Reaktionen als *falsch* abzutun, sondern sie als kontingent und somit als erlaubt anzusehen. Vielmehr kann das Ziel einer logopädischen Therapie die Veränderung oder die Erweiterung der Kontingenz von Patientinnen und Patienten sein.

4.1.9 Perturbation

Bei Maturana und Varela (1984: 108) ist nachzulesen, dass Perturbationen „alle Interaktionen [sind], die Zustandsveränderungen auslösen". Simon (2006: 78) beschreibt Perturbationen als „Ereignisse in der Umwelt des jeweiligen Systems", die Veränderungen innerhalb eines Systems anregen, nicht aber gezielt auslösen können (vgl. Arnold 2010a: 173; Simon 2006: 78). Meixner (vgl. 1997: 19) äußert sich vergleichbar und ergänzt, dass Perturbationen im Gehirn unter eigenen Deutungs- und Bewertungskriterien ausgelegt werden. Dabei stellen Perturbationen die Viabilität[20] der aktuellen Konstrukte in Frage (vgl. Siebert 2012b: 31) und können so dazu beitragen, „einen Perspektivenwechsel, ein Querdenken" (Siebert 2015a: 96) zu vollziehen. Arnold und Gómez Tutor (vgl. 2007: 115) sprechen in diesem Zusammenhang von der Möglichkeit einer Transformation des eigenen Systems aufgrund von Perturbationen. Bei Siebert (vgl. 2016: 64) ist von einer Veränderungen der eigenen Weltanschauung durch Perturbationen zu lesen. Im Umkehrschluss kann dies auch bedeuten, „wer sich nicht perturbieren lässt, bleibt für Neues, Verunsicherndes, Innovatives verschlossen" (Siebert 2005: 65).

„Anschlussfähigkeit[21] und Perturbation gehören zusammen" (Siebert 2005: 65). Dieser Aussage folgend lässt sich für die logopädische Therapie ein Umgang mit dem Begriff der Perturbation finden: Mit Blick auf die obigen Ausführungen erscheint zunächst nahezu jedwede therapeutische Intervention eine Perturbation zu sein. Für die Patientinnen und Patienten erfolgt aus ihrer Umwelt durch das therapeutische Personal eine Anregung zur Veränderung. Kann diese Anregung an bestehende Wissensnetze anknüpfen, ist sie anschlussfähig. Kann sie dies nicht, benötigen die Patientinnen und Patienten die Fähigkeit mit der Perturbation umgehen zu können. Hilfreich hierfür könnte es sein, eine förderliche Beziehungsebene zwischen den Beteiligten zu haben. Zu berücksichtigen ist, mit wie vielen Perturbationen die Patientinnen und Patienten aufgrund der Erkrankungen, die der Therapie zugrunde liegen, bereits umgehen müssen.

---

20 Vgl. Kapitel 4.1.14 Viabilität.

21 Vgl. Kapitel 4.1.1 Anschlussfähigkeit.

4.1.10 Selbstorganisation

Luhmann (2002: 101) beschreibt Selbstorganisation als „Bildung eigener Strukturen" im Rahmen eines „operational geschlossenen Systems" (ebd.). Vergleichbar äußern sich auch Baumfeld et al. (vgl. 2009: 15), die ergänzen, dass im Rahmen der Selbstorganisation die Zusammenarbeit einzelner Teile das komplexe Ganze konstruiert und die Selbstorganisation so ein Element von Weiterentwicklung ist (vgl. ebd.). Kneer und Nassehi (vgl. 2000: 23) zielen in ihrer Betrachtung der Selbstorganisation darauf ab, dass Systeme auf Anregungen ihrer Umwelt in ihrer eigenen Logik reagieren und sich selbst organisieren. Für Lenzen (vgl. 1997: 957) kann der Begriff der Selbstorganisation eine Beschreibung des ungeplanten Entstehens von Ordnung in neuronalen Systemen bieten. Bei Arnold und Schüßler (vgl. 1998: 88) ist nachzulesen, dass die Selbstorganisation ein wesentlicher Aspekt der Verarbeitung von Inhalten im Rahmen des Lernens ist.

Für den Übertrag auf die logopädische Therapie scheint die Selbstorganisation ebenso wie die Autopoiese[22] und die Emergenz[23] eine grundlegende Annahme zu sein. Dabei beschreibt die Selbstorganisation ebenso wie die Selbstreferenz[24] Aspekte von geschlossenen, autopoietischen Systemen. Als solche Systeme sind die Menschen selber, wie auch deren Teile, z.B. das Gehirn und die durch die Interaktion von Menschen entstehenden sozialen Systeme zu zählen. Die Selbstorganisation beschreibt in diesem Kontext die Organisation der jeweiligen Systeme aus seinen eigenen Teilen oder Teilsystemen, ohne dabei auf ein Außen oder eine Umwelt angewiesen zu sein. Für die Logopädinnen und Logopäden scheint aus den Ausführungen von besonderer Bedeutung zu sein, dass sie nicht direkt die Organisation der Patientinnen und Patienten verändern können.

4.1.11 Selbstreferenz

Willke (vgl. 2006: 249 f.) beschreibt Selbstreferenz als Handlungsweise von Systemen, bei der sich die Aktivitäten eines Systems überwiegend auf sich selbst beziehen. Arnold (2015a: 225) formuliert, dass „Systeme auf sich selbst reagieren". Bezogen auf die neuronalen Systeme bezeichnet Terhart (2002: 21; 1999; 633) das Gehirn als überwiegend auf seine eigenen vorhandenen Strukturen bezogen. Auch Siebert (vgl. 2016: 61) beschreibt das Nervensystem als selbstreferenziell. An anderer Stelle

---

22 Vgl. Kapitel 4.1.2 Autopoiese.

23 Vgl. Kapitel 4.1.5 Emergenz.

24 Vgl. Kapitel 4.1.11 Selbstreferenz

bezeichnet er Menschen als „selbstreferenzielle Systeme" (Siebert 2012c: 54). Dabei sind Menschen mit ihrer Umwelt verbunden, können aber nicht von dieser gesteuert werden (vgl. ebd.). Für Schüßler (vgl. 2016: 89) bieten vor dem Hintergrund von Selbstreferenz und Autopoiese vergangene Erfahrungen die Grundlage für die Bewertung aktueller Umweltereignisse.

Selbstreferenz beschreibt vergleichbar mit Selbstorganisation[25] und Autopoiese Eigenschaften von abgeschlossenen Systemen. Dabei beschreibt die Selbstreferenz den Bezug auf das eigene, bereits vorhandene Wissen. Im Bezug zur logopädischen Therapie ist auch die Annahme der Selbstreferenz von grundlegender Bedeutung. Um Wissen und therapeutische Informationen den Patientinnen und Patienten zielgerichtet anbieten zu können, erscheint vor dem Hintergrund der Selbstreferenz die Anschlussfähigkeit[26] des Neuen von entscheidender Bedeutung.

4.1.12 Strukturdeterminiertheit

Arnold (vgl. 2007: 69) beschreibt Strukturdeterminiertheit damit, dass unsere Handlungen, Gefühle und Denkmuster auf bereits vorhandenen Erfahrungen und biographischen Wissen basieren. Dabei bestimme die Strukturdeterminiertheit wie viel Veränderungen ein Mensch verträgt (vgl. Schlippe; Schweitzer 1998: 68). Und es ist die Strukturdeterminiertheit, die bestimmt, in welcher Form ein Mensch sich mit Aspekten der Umwelt auseinander setzt (vgl. Arnold; Gómez Tutor: 2007: 87). Maturana und Varela (1984: 28) formulieren, dass „unsere Erfahrungen in unauflöslicher Weise mit unserer Struktur verknüpft ist". Denn, so Siebert (2015b: 43), „Lernen ist strukturdeterminiert". Die Wahrnehmung des neuen Wissens beschreibt Siebert (ebd.) wie folgt: „Wir sehen, was wir wissen, was wir mental verknüpfen können, was wir sehen wollen und was wir sehen müssen, um erfolgreich handeln zu können."

Beim Übertrag auf die logopädische Therapie erscheint die Strukturdeterminiertheit der Patientinnen und Patienten relevant für den möglichen Veränderungsrahmen zu sein. Zudem bestimmt sie den Blickwinkel sowohl von Patientinnen und Patienten als auch der Logopädinnen und Logopäden im Rahmen der eigenen Beobachterposition auf die Therapieinhalte und somit auch auf die Interaktionen im Rahmen des sozialen Systems der logopädischen Therapie. Darüber hinaus ist für die Gestaltung der Therapie zu berücksichtigen, dass die Struktur der Betroffenen durch die der Therapie zu Grunde liegenden Krankheit eventuell bereits gestört ist und der Mensch so

---

25 Vgl. Kapitel 4.1.10 Selbstorganisation.

26 Vgl. Kapitel 4.1.1 Anschlussfähigkeit.

auch ohne eine therapeutische Intervention bereits am Rande seiner Veränderungsbereitschaft angekommen ist.

4.1.13 Strukturelle Koppelung

Mittels struktureller Koppelung können geschlossene Systeme mir ihrer Umwelt interagieren (vgl. Siebert 2005: 78). Umwelt beschreibt dabei andere geschlossene Systeme, mit denen sie eine „spezifische Beziehung" (Kneer; Nassehi 2000: 64) eingehen. Bei Luhmann (2008: 32) sind dies „hochselektive Zusammenhänge", die nur Teile der Umwelt bzw. der anderen Systeme mit dem eigenen System verknüpfen (vgl. ebd.). Dabei besteht zwischen den gekoppelten Systemen in Teilen eine gegenseitige Abhängigkeit, obwohl sie weiterhin unabhängig und füreinander Umwelt bleiben (Becker; Reinhardt-Becker 2001: 65; Kneer; Nassehi 2000: 64). So fordert „gemeinsames Handeln (Siebert 2009: 95), beispielsweise in Beratungssituationen (vgl. ebd.: 94), eine strukturelle Koppelung. Bei Maturana und Varela (1984: 85) sind strukturelle Koppelung „wechselseitige Strukturveränderungen". Luhmann (2005b: 98) führt im Kontext der strukturellen Koppelung aus, dass diese „nicht Operationen, sondern nur Irritationen (...) des Systems [erzeugen], die dann vom System selbst auf Grund des Netzwerks eigener Operationen in weitere Operationen umgesetzt werden".

Werden die obigen Aussagen auf die logopädische Therapie übertragen, so kann behauptet werden, dass die strukturelle Koppelung, bzw. die Interaktionen im Rahmen einer strukturellen Koppelung, eine zwingende Voraussetzung für das Gelingen der Therapie ist. Gleichzeitig sollten sich die Therapeutinnen und Therapeuten dessen bewusst sein, dass diese Koppelung nicht bedeutet, einen direkten Zugang zum System der Patientinnen und Patienten zu haben, sondern vielmehr das System der Betroffenen lediglich von außen perturbiert[27] werden kann. Alle Seiten treffen weiterhin selbstständige Entscheidungen.

4.1.14 Viabilität

Viabilität wird in der Literatur mit verschiedenen Begriffen übersetzt. Einerseits ist dort „Gangbarkeit" (Nolda 2015: 39; Siebert 2012b: 327; Arnold 2010a: 173) oder „gangbar" (Arnold 2007: 69) zu finden. Andererseits wird auch „brauchbar" (Glasersfeld 2012: 30; Siebert 2009: 40) genutzt. Weitere Beschreibungen sind „pragmatische Nützlichkeit" (Siebert 2016: 64), „funktionieren" (Siebert 2012b: 28), „bewährt" (Siebert 2012b: 28) oder „tauglich und konsensfähig" (Siebert 2003a: 27). Aus dem Sinnzusam-

---

27 Vgl. Kapitel 4.1.9 Perturbation.

menhang beschreibt von Glasersfeld (1996: 42): „Begriffe (...) sind dann viabel, wenn sie zu den Zwecken oder Beschreibungen passen, für die wir sie benutzen". Bei Nolda vgl. 2015: 39) ist zu lesen, dass die Viabilität im radikalen Konstruktivismus den Wahrheitsbegriff ablöst.

Folgt man der Argumentation des Konstruktivismus und der daraus entstehenden Unmöglichkeit von Wahrheit, erscheint die Notwendig eines Alternativbegriffs nur folgerichtig. Überspitzt könnte man formulieren, Viabilität beschreibt das, was Beobachter als ihre brauchbare Wirklichkeit ansehen. Es ist das, was als gangbarer Weg erkannt wird. Beim Übertrag der Viabilität auf das logopädische Setting ergibt sich für die Therapeutinnen und Therapeuten die Notwendigkeit, die individuelle Beobachterpositionen der Patientinnen und Patienten zu respektieren und zu akzeptieren. Es gilt deren Sichtweisen zu verstehen und medizinisch notwendige Therapieinhalte so aufzubereiten, dass sie als viabel angesehen werden.

4.2   Übertragung der Schlüsselbegriffe auf Aspekte der logopädischen Therapie

Nachdem im Kapitel 4.1 die Schlüsselbegriffe beschrieben und bereits allgemeinen im Kontext der Logopädie dargestellt wurden, erfolgt in diesem Kapitel die Übertragung auf die ausgewählten Aspekte der logopädischen Therapie. Dabei werden die Schlüsselbegriffe im Kapitel 4.2.1 auf die Aktivitäten während verschiedener Therapiephasen und Handlungsebenen des Therapieprozesses angewendet, bevor im Kapitel 4.2.2 die Patientinnen und Patientin und deren Betrachtung im Rahmen der ICF im Fokus stehen. Abschließend werden im Kapitel 4.2.3 die Schlüsselbegriffe auf die Entscheidungsfindung der Therapeutinnen und Therapeuten im Rahmen des Clinical Reasonings verwendet.

In der Herangehensweise werden die Schlüsselbegriffe an den Inhalten der Tabellen 4, 5 und 6 vorbei geführt. In diesem Zusammenhang ist es nicht geplant, jeden Begriff an jedem Tabellenpunkt abzuarbeiten, sondern vielmehr mit Hilfe von viabel erscheinenden Schlüsselbegriffen die logopädisch-therapeutische Situation im jeweiligen Betrachtungsrahmen zu beschreiben. Grundlage sind dafür die bisherigen Ausführungen zu den Begriffen einerseits und die Beschreibungen der logopädischen Therapie andererseits.

Wie in den Kapiteln 4.1.2, 4.1.5, 4.1.10 und 4.1.11 bereits angedeutet sind die Begriffe *Autopoiese*, *Emergenz*, *Selbstorganisation* und *Selbstreferenz* gesondert zu betrachten. Alle vier Begriffe beschreiben Eigenschaften von Patientinnen und Patienten, die eine systemisch-konstruktivistische Basis bilden, die den weiteren Betrachtungen zu Grunde liegt. *Autopoiese* und *Emergenz* beschreiben ein aus sich selbst heraus reproduzieren bzw. lernen, das von außen nicht gesteuert werden kann. Dies liegt einerseits an dem durch die *Selbstreferenz* zum Ausdruck gebrachten Selbstbezug aller Aktivitäten und andererseits an der *Selbstorganisation*, also der Bildung eigener, komplexer Strukturen. Aufgrund dieser übergeordneten Stellung werden diese vier Schlüsselbegriffe in die folgenden Übertragungen nicht mit einbezogen, was aber keinesfalls auf eine mindere Relevanz hindeutet, sondern vielmehr auf ihre allgemeingültige Bedeutung im Rahmen eines systemisch-konstruktivistischen Paradigmas unabhängig von konkreten Begriffszuordnungen. Wollen sich Logopädinnen und Logopäden auf eine konstruktivistisch oder systemisch-konstruktivistisch geprägte Betrachtung des Therapiegeschehens einlassen, gilt es diese Aspekte als grundlegend zu akzeptieren und die eigenen Beobachtungen darauf aufzubauen.

4.2.1 Übertrag der Schlüsselbegriffe auf die Phasen der logopädischen Therapie

Im folgenden Kapitel werden die Schlüsselbegriffe im Zusammenhang der in Tabelle 4 eingeführten drei Therapiephasen Start-, Interventions- und Abschlussphase genutzt. Dafür werden zunächst die Handlungsebenen und Aktivitäten der jeweiligen Phase auf Basis der Tabelleninhalte kurz dargestellt und anschließend die Aktivitäten mittels der Schlüsselbegriffe beschrieben.

Die Startphase einer therapeutischen Therapie ist geprägt vom Kennenlernen der Beteiligten und der damit verbundenen Schaffung einer förderlichen Beziehungsebene. Zudem werden in dieser Phase die Anamnese und logopädische Diagnostik durchgeführt und Informationen von anderen beteiligten medizinischen, therapeutischen und pädagogischen Disziplinen eingeholt. Auf dieser Basis werden gemeinsam mit Patientinnen und Patienten sowie deren Angehörigen die Therapieziele vereinbart, eventuell ergänzende Maßnahmen besprochen und eine Therapieplanung vorgenommen.

Zu Beginn der Therapie scheint es für Therapeutinnen und Therapeuten höchst relevant, eine förderliche *strukturelle Koppelung* mit den Patientinnen und Patienten sowie deren Angehörigen zu erreichen. Förderlich meint in dieser Phase eine Koppelung, die mittels Vertrauen eine therapeutische Arbeit überhaupt erlaubt und zudem ermöglicht, relevante Informationen für die Planung und Durchführung der Therapie zu erhalten. Alle Seiten lernen sich und ihre Blickwinkel erst kennen. In dieser Phase fällt es schwer die Handlungen der Patientinnen und Patienten einzuschätzen, da deren *Kontingenz* noch unbekannt ist. Zudem ist es schwierig die *Anschlussfähigkeit* von therapeutischen Inhalten sicher zu stellen, da noch wenig über die Patientinnen und Patienten bekannt ist. Besonders müssen sich die Therapeutinnen und Therapeuten der *Beobachtungsabhängigkeit* bewusst sein. Sämtliche Schilderungen, nicht nur der Patientinnen und Patienten im Rahmen der Anamnese, sondern auch von anderen Therapeutinnen und Therapeuten im Rahmen eines interdisziplinären Austausches oder in Berichten von Ärztinnen und Ärzten beispielsweise zum bisherigen Krankheitsverlauf oder ärztlichen / therapeutischen Maßnahmen und deren Ergebnissen sind geprägt von der individuellen Wirklichkeit, der individuellen *Viabilität*. Genauso ist das, was die Therapeutinnen und Therapeuten aus diesen Informationen machen Ergebnis ihrer Biographie, ihrer Erfahrungen und ihrer Beobachtungen. Aufgrund der geringen Kenntnisse über die Gegenüber fällt es in der Startphase besonders schwer, den Blickwinkel, oder die Beobachterposition der anderen einzuschätzen. In diesem Kontext mit seinen verschiedensten *Interdependenzen* gilt es, eine passende Diagnostik auszuwählen. Gemeinsam mit den Patientinnen und Patienten sind möglichst Teilhabe orientierte Ziele zu vereinbaren, die die Umwelt und die *strukturelle Koppelung* der Betroffenen mit dieser, in die Therapie mit einbeziehen. Dabei ist das, was die Patientinnen und Patienten als *viabel* betrachten von hoher Relevanz und nicht nur das, was therapeutisch oder medizinisch für sinnvoll erachtet wird. Allerdings sind dem Patientenbezug auch Grenzen gesetzt: So sind die vorhandenen Erkrankungen und medizinischen Diagnosen zu berücksichtigen. Zielsetzungen, die medizinisch unmöglich erscheinen oder nicht im Zusammenhang mit der therapeutischen Aufgabenstellung stehen, sind zu hinterfragen. Eventuell gilt es durch *Perturbationen* die beteiligten Personen anzuregen, ihre Blickwinkel zu verändern, wobei dabei sorgsam die *Strukturdeterminiertheit* der Patientinnen und Patienten zu berücksichtigen ist, die womöglich bereits durch eine der Therapie zugrunde liegenden Krankheit *perturbiert* wurde. Zudem ist in dieser Phase noch wenig über die Fähigkeit der Betroffenen bekannt, mit *Perturbationen* umgehen zu können.

Während der Interventionsphase finden ein Großteil der therapeutischen Interaktionen statt. Dabei werden vorhandene Therapieverfahren auf die individuelle Situationen der Patientinnen und Patienten angepasst und mit regelmäßigen Verlaufsdiagnostiken der Therapiefortschritt festgestellt sowie eventuell Veränderungen an Methodik und / oder Therapiezielen vorgenommen. Als Bestandteil der Interventionen kann es auch immer wieder zu Beratungssituationen mit den beteiligten Personen kommen. Sofern Patientinnen und Patienten Kontakt zu anderen Disziplinen haben, gilt es einen regelmäßigen Kontakt mit diesen zu halten, um die eigene Therapie im interdisziplinären Kontext gestalten zu können.

Für die therapeutische Intervention erscheinen Begriffe wie *Viabilität*, *Anschlussfähigkeit*, *Differenzerfahrung* und *Perturbation* von hoher Relevanz. Sämtliche therapeutische Aktivitäten sollten den Patientinnen und Patienten *viabel* erscheinen und die Übungen oder das neue Wissen an vorhandene Fähigkeiten und Wissen *anschlussfähig* sein. Dabei ist es notwendig, die Unterschiede zwischen Bekanntem und Neuem heraus zu arbeiten, um eine *Differenzerfahrung* zu ermöglichen und so die Einbindung in das Wissensnetzwerk zu erleichtern. Beim Einsatz von *Perturbationen* sollten sich die Therapeutinnen und Therapeuten analog zur Startphase bewusst sein, dass bereits die Erkrankung und der Therapiebesuch eine Perturbation für die Patientinnen und Patienten sowie deren Angehöriger darstellen kann. Die Beurteilung von Leistungen im Rahmen von therapeutischen Interventionen sollten Therapeutinnen und Therapeuten immer unter Berücksichtigung der *Kontingenz* der Patientinnen und Patienten vornehmen und bestehende Therapieprogramme und eventuelle Leistungskriterien ebenfalls aus diesem Blickwinkel betrachten. Zudem sollte eine *strukturelle Koppelung* erreicht und aufrechterhalten werden, die eine therapeutische Intervention ermöglicht. In diesem Zusammenhang ist anzumerken, dass die Therapie einen Prozess darstellt, der vielfältige Veränderungen auslösen kann. So können sich die *Struktur* und die *Kontingenz* der Betroffenen ändern, bzw. deren Veränderung ist sogar erwünscht. Darüber hinaus sind auch *Kontexte* und Blickwinkel der *Beobachter* nicht über den gesamten Zeitraum festgeschrieben. Eine sich ändernde *Viabilität* kann Auswirkung auf die *Anschlussfähigkeit* von logopädischen Inhalten haben. Die *strukturelle Koppelung* ist folglich nicht nur einmalig in der Startphase zu initiieren und dann vorhanden, vielmehr ist es eine therapeutische Aufgabe, die Veränderungen zu verfolgen und eine für die Therapie förderliche Koppelung aufrecht zu erhalten. Abschließend zu den Ausführungen der Interventionsphase sei auf das Beispiel im Kapitel 4.1.6 verwiesen, das auf *Interdependenzen* während einer Intervention hinweist. Therapeutinnen und Therapeuten tun gut daran, sich dieser gegenseitigen Abhängigkeiten bewusst zu sein und sich selbst und das eigene Handeln auch während der Intervention zu hinterfragen.

Im Zentrum der Abschlussphase steht die Abschlussdiagnostik und die damit verbundene Erfolgsüberprüfung. Therapeutisch gilt es, mit den Patientinnen und Patienten sowie deren Angehörigen die erreichten Ziele zu besprechen, sie auf den weiteren Weg ohne therapeutische Unterstützung vorzubereiten und die dafür notwendigen Schritte zu vereinbaren. Abschließend sind mittels Berichtsschreibung allen beteiligten Disziplinen sowie den verordnenden Ärztinnen und Ärzten, die Ergebnisse der Therapie mitzuteilen und die Therapie zu evaluieren.

Bei der Beurteilung der Abschlussdiagnostik ist ebenso, wie in der Interventionsphase, die *Kontingenz* der Patientinnen und Patienten und die eigene *Beobachtungsabhängigkeit* zu berücksichtigen. Zudem ist die *strukturelle Koppelung* langsam zu lösen und die Patientinnen und Patienten sowie deren Angehörige darauf vorzubereiten, dass die therapeutische Unterstützung bald endet. Während der Berichtsschreibung erscheint erneut die Berücksichtigung der eigenen *Beobachtungsabhängigkeit* von hoher Relevanz. Wann immer therapeutische Einschätzungen oder Wertungen Bestandteile von Berichten sind, sind diese „durch die eigene Brille" gesehen. Im Rahmen einer abschließenden Evaluation bietet sich die Möglichkeit, vorhandene *Interdependenzen* aufzuzeigen, deren Auswirkungen zu bewerten und mögliche Rückschlüsse auf folgende Therapien zu ziehen. Dabei scheint aufgrund der *Beobachtungsabhängigkeit* der Betrachtung neben einer Eigen- auch eine Fremdevaluation sinnvoll, die aus einer anderen Beobachterposition die therapeutische Intervention bewertet.

Zusammenfassend bleibt festzuhalten, dass sich alle Schlüsselbegriffe einer systemisch-konstruktivistischen Pädagogik für die Beschreibung von Aktivitäten in den einzelnen Therapiephasen eignen. Eine besondere Stärke scheinen die Begriffe in der Beschreibung von Lehr- / Lernaktivitäten und Interaktionen im logopädisch-therapeutischen Kontext zu haben.

Nach dem Bezug der Schlüsselbegriffe auf die Phasen, Ebenen und Aktivitäten einer logopädischen Therapie, wird im nächsten Kapitel der Fokus auf die Patientinnen und Patienten und die Betrachtung durch die ICF gelegt.

4.2.2 Übertrag der Schlüsselbegriffe auf die International Classification of Functioning, Disability and Health

Die Schlüsselbegriffe einer systemisch-konstruktivistischen Pädagogik werden in diesem Kapitel auf die in Tabelle 5 beschriebenen sieben ICF Komponenten angewendet.

Vorangestellt werden soll in diesem Kapitel der Begriff der *Interdependenz*. Eine Vorstellung der möglichen *Interdependenzen* zwischen den einzelnen ICF-Komponenten vermittelt die Abbildung 1 im Kapitel 3.2.2. Die Patientenbeschreibung im

gleichen Kapitel verdeutlicht beispielhaft mögliche *Interdependenzen*. Da diese gegenseitigen Abhängigkeiten und Beeinflussungen zwischen allen Komponenten der ICF
möglich sind, wird auf eine wiederholte Nennung in den einzelnen Vorstellungen verzichtet.

Folgt man den Ausführungen zum Gesundheitsproblem so ist festzustellen,
dass die Beschreibung sehr weitreichend ist und neben physischen auch psychische
Erkrankungen umfasst. Wie bereits im Kapitel 4.1.3 beschrieben gibt es Gesundheitsprobleme, deren *Beobachtungsabhängigkeit* zu vernachlässigen ist. Allerdings erscheint es dennoch vom *Beobachter* und vom *Kontext abhängig*, ob die betroffenen
Personen ihre aktuellen gesundheitlichen Situationen als Problem beschreiben. Dies
kann beispielsweise an einer fehlenden *Differenzerfahrung* liegen, da die Betroffen
diese Problematik von Geburt an haben oder sie die Einschränkungen als nicht *viabel*
ansehen. Festzuhalten bleibt, dass die aktuelle gesundheitliche Situation die *Kontingenz* der Betroffenen bestimmen kann.

Für die Beschreibungen der Körperfunktionen und -strukturen mit Hilfe der
Schlüsselbegriffe gilt ähnliches wie für das Gesundheitsproblem. Die Bewertung von
Einschränkungen des Funktionsumfanges ist *abhängig* von *Kontext* und *Beobachtung*
sowie der individuellen *Viabilität* der jeweiligen Person. Maßstab für die *Viabilität* kann
beispielsweise sein, ob die aufgrund eines Gesundheitsproblems fehlende oder eingeschränkte Funktion die *Kontingenz* der Betroffenen einschränkt.

Im Bereich der Aktivität folgt die Beschreibung der Handlungen, für die Körperfunktionen und -strukturen benötigt werden. Mit Hilfe der Aktivitäten erfolgt die *strukturelle Koppelung* der Personen im Rahmen der Teilhabe mit ihrer Umwelt. In beiden Bereichen wird auf Basis der individuellen *Viabilität* eine individuelle Bewertung der aktuellen Situation und vorhandener Limitierungen vorgenommen. Die Gewichtung ist dabei *abhängig* vom *Kontext* und vom *Beobachter*. So sind beispielsweise Einschränkungen in der Singstimme für Menschen, die in einem Chor singen, relevanter als für Fuß-
ballspielerinnen und -spieler. Für diese wäre möglicherweise eine reduzierte Lautstärke
relevanter, da sie sich so schlechter auf dem Spielfeld verständlich machen können.
Die *Differenzerfahrung* verschiedener Aktivitäts- und Teilhabelevel kann bei Betroffenen
zu Veränderungen in der *Struktur* und zu einer veränderten *Kontingenz* führen. Zudem
können Rückmeldungen aus der Umwelt zu Veränderungen *perturbierend* wirken.

Umweltfaktoren stellen *strukturelle Koppelungen* der Betroffenen mit ihrer Umwelt dar. Damit sind sowohl konkrete Beziehungen zu den Angehörigen, als auch eher

abstrakte Koppelungen mit Krankenkassen oder dem Gesundheitssystem allgemein gemeint. Die Bedeutung der jeweiligen Umwelt ist dabei *abhängig* vom *Beobachter*. So kann es durch die Veränderung des *Kontextes*, also beispielsweise einer Erkrankung, dazu kommen, dass sich die *Viabilität* von Aspekten der Umwelt für die Betroffenen verändert. Gleichzeitig nimmt auch die Umwelt Veränderungen der *Kontingenz* bei den Patientinnen und Patienten wahr. Dies kann zu *Perturbationen* auf beiden Seiten führen, wenn sich beispielsweise die Beziehung zwischen Angehörigen aufgrund einer Erkrankung und der dadurch ausgelösten veränderten Aktivität und Teilhabe verändert.

Personenbezogene Faktoren sind das Ergebnis einer individuellen Biographie. Alle Aspekte, die im Rahmen dieser ICF Komponente betrachtet werden sind Folgen von Entscheidungen, die von *Beobachtern* auf Basis derer Einschätzungen von *Viabilität* im jeweiligen *Kontext* getroffen wurden und werden. Dies gilt insbesondere für die betrachtete Lebenserfahrung aber auch, je nach Auslegung der Begriffe, für Geschlecht und Alter.

Prägendes Wort der obigen Ausführungen zur Übertragbarkeit der Schlüsselbegriffen auf die Komponenten der ICF ist die *Viabilität*. So bleibt festzuhalten, dass unter einem systemisch-konstruktivistischen Paradigma die beobachtungsabhängige Viabilität der Patientinnen und Patienten eine hohe Relevanz in der logopädischen Therapie hat. Dies gilt auch für therapierelevante Beschreibung in den eher medizinisch geprägten Bereichen Gesundheitsproblem und Körperfunktionen und -strukturen. Neben der Viabilität haben auch alle anderen Schlüsselbegriffe die Fähigkeit, einzelne Gesichtspunkte der ICF in Bezug auf die Beschreibung der Patientinnen und Patienten viabel für die logopädische Therapie zu beschreiben.

Nach der Anwendung der Schlüsselbegriffe im Kontext der Begriffswelt der ICF Komponenten erfolgt im folgenden Kapitel der Übertrag auf Formen des Clinical Reasonings.

4.2.3 Übertrag der Schlüsselbegriffe auf das Clinical Reasoning

Grundlage für die Übertragung der Schlüsselbegriffe in diesem Kapitel sind die Ausführungen zu den verschiedenen Ausprägungen des Clinical Reasonings in der Tabelle 6.

Auch bei der Betrachtung des Clinical Reasonings erscheinen einige Schlüsselbegriffe allgemeingültigen Charakter zu haben und sollen daher voran gestellt werden. Bei den verschiedenen Formen des Clinical Reasonings handelt es sich um Beschreibungen unterschiedlicher Blickwinkel der therapeutischen Entscheidungsfindung und somit um Denkprozesse der Therapeutinnen und Therapeuten. Diese Denkprozesse sind, einem systemisch-konstruktivistischen Blickwinkel folgend, unabhängig von ihrer inhaltlichen Ausprägung, alle beobachtungsabhängig, wobei die Strukturdeterminiertheit zunächst die Kontingenz, bzw. die Grenzen des eigenen Denk-, Handlungs- und Interaktionsrahmens beschreibt. Zudem finden die einzelnen Denkprozesse nicht isoliert von einander statt, vielmehr sind sie interdependent.

Im Rahmen des Didaktischen Reasonings, also der Betrachtung der Lehr- / Lernsituation im therapeutischen Setting, wird die Viabilität der Therapieinhalte sowohl aus dem Blickwinkel der Patientinnen und Patienten als auch aus Sicht der Therapeutinnen und Therapeuten beleuchtet. Ziel ist die Herstellung einer bestmöglichen Anschlussfähigkeit, wobei das Neue so aufzubereiten ist, dass den Patientinnen und Patienten eine Differenzerfahrung möglich ist. Dabei gilt es, die Strukturdeterminiertheit zu berücksichtigen und bei den jeweiligen Reaktionen die Kontingenz mit einzubeziehen. Bei Gebrauch von Perturbationen ist die Ausgeprägtheit der Fähigkeit, mit Perturbationen umzugehen, der Patientinnen und Patienten zu berücksichtigen.

Die Berücksichtigung der eigenen Normen und Werte im Rahmen des Ethischen Reasonings bildet die Kontingenz des eigenen therapeutischen Handelns ab. Relevant ist dies unter anderem in der Interaktion mit Patientinnen und Patienten, die ihrerseits eigene Werte und Normen haben. So können nicht kompatible ethische Blickwinkel eine strukturelle Koppelung erschweren oder sogar verhindern und somit eine Therapie unmöglich machen.

Im Mittelpunkt des Interaktiven Reasonings steht die Interaktion und somit die strukturelle Koppelung der Beteiligten. Dabei ist zu berücksichtigen, dass sich die Struktur des Systems der Patientinnen und Patienten im Verlauf der logopädischen Therapie verändert und dass Interaktionen von der Kontingenz der Beteiligten und dem jeweiligen Kontext abhängig sind. All dies kann dazu führen, dass sich die Koppelung verändert oder erneuert werden muss.

Narratives Reasoning oder die Erfassung und Verwendung des biographischen Hintergrundes der Patientinnen und Patienten kann dabei unterstützen, die aktuelle Struktur und ihre Grenzen sowie mögliche viable Therapieinhalte zu erkennen. Dabei können sowohl Anhaltspunkte für die aktuelle Kontingenz abgeleitet werden, als auch Hinweise gewonnen werden, welche Informationen perturbieren könnten und welche anschlussfähig sind.

Das Pragmatische Reasoning beschäftigt sich mit begleitenden Faktoren, die die Therapie beeinflussen können, also dem *Kontext* in dem sie stattfindet. Dieser kann sowohl förderlich als auch hinderlich für den Therapiefortschritt der Patientinnen und Patienten sein. So kann der Kontext die *Anschlussfähigkeit* von Therapieinhalten erhöhen und die *strukturelle Koppelung* der Beteiligten verbessern oder aber die gleichen Prozesse erschweren oder verhindern.

Einflussfaktoren für das Erstellen von Prognosen zum Therapieverlauf im Zusammenhang des Prognostischen Reasonings sind neben dem *Kontext*, auch die aktuelle *Struktur* sowie die vorhandene *Kontingenz*. Dabei beziehen sich diese Begriffe nicht nur auf die Patientinnen und Patienten, sondern vielmehr auch auf die Therapeutinnen und Therapeuten.

Der Einbezug des therapeutischen Fachwissens, das Prozedurale Reasoning, benötigt die Fähigkeit situativ *viables* von nicht viablem Wissen zu unterscheiden. Dabei gilt es für die Therapeutinnen und Therapeuten, das eigene Wissen im therapeutischen Setting so anzuwenden, dass es für die Patientinnen und Patienten *anschlussfähig* ist und doch die Möglichkeit von *Differenzerfahrungen* bietet.

Bei der Beschreibung von therapeutischen Denkprozessen bieten alle Schlüsselbegriffe einer systemisch-konstruktivistischen Pädagogik viable Beschreibungen der vielfältigen Facetten einer logopädischen Entscheidungsfindung.

Nach dem Übertrag der Schlüsselbegriffe einer systemisch-konstruktivistischen Pädagogik auf die logopädische Therapie erfolgt im folgenden Kapitel 5 eine abschließende Betrachtung der bisherigen Ergebnisse.

5 Zusammenfassung und Ausblick

Dieses Kapitel beginnt mit dem Rückblick auf die Fragestellung aus Kapitel 1 und deren Beantwortung. Im Anschluss werden im Rahmen eines Ausblicks weitere oder neu aufgeworfene Themen dargestellt, um anschließend Anmerkungen zur Vorgehensweise zu geben. Abschließend wird im Rahmen eines Fazits ein finaler Blick auf die Arbeit geworfen.

5.1 Beantwortung der Fragestellung

Die im Kapitel 1 dieser Arbeit aufgestellte Fragestellung lautet:

Wie können Schlüsselbegriffe der systemisch-konstruktivistischen Pädagogik auf die logopädische Therapie übertragen und in deren Kontext angewendet werden?

Einen Blick auf die Ausführungen des Kapitels 4.2 und seiner Unterkapitel werfend, kann zunächst von einer vielfältigen Übertragbarkeit und Anwendbarkeit der Schlüsselbegriffe einer systemisch-konstruktivistischen Pädagogik im Kontext der logopädischen Therapie gesprochen werden. Nachdem dort die therapeutischen Inhalte im Fokus stehen, sollen für die abschließende Betrachtung die Schlüsselbegriffe und somit die systemisch-konstruktivistische Pädagogik in den Mittelpunkt gestellt werden. Mit Hilfe einer Bewertung der bisherigen Ausführungen lassen sich dabei drei Ebenen an Begriffen unterscheiden:

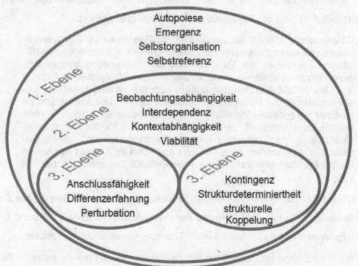

Abbildung 2: Gruppierung der Schlüsselbegriffe im logopädischen Kontext

© Springer Fachmedien Wiesbaden GmbH, ein Teil von Springer Nature 2019
A. Wolfs, *Konstruktivistische Sichtweisen in der logopädischen Therapie*,
Best of Therapie, https://doi.org/10.1007/978-3-658-24303-6_5

Zunächst stehen in der ersten Ebene die vier Begriffe *Autopoiese*, *Emergenz*, *Selbstorganisation* und *Selbstreferenz*. Diese beschreiben, wie bereits im Kapitel 4.2 formuliert, grundlegende Aspekte einer systemisch-konstruktivistischen Sichtweise. Eine isolierte Anwendung im logopädischen Kontext mutet nur wenig sinnstiftend an, allerdings ist das Anerkennen derer Existenz für die weiteren Betrachtungen unerlässlich. So weicht beispielsweise die aktuelle Selbstorganisation von Patientinnen und Patienten in den Augen der Therapeutinnen und Therapeuten eventuell von einer festgelegten Norm ab, sie ist aber für die Betroffenen viabel. Es gilt nun abzuwägen, ob eine Veränderung der Selbstorganisation notwendig für den Therapieerfolg ist, oder wie die eigenen Therapiemethoden an die Organisation der Patientinnen und Patienten anzupassen sind.

Eine zweite Ebene von Begrifflichkeiten bilden die *Beobachtungsabhängigkeit*, die *Interdependenz*, die *Kontextabhängigkeit* und die *Viabilität*. Unabhängig von den betrachteten Teilaspekten des logopädischen Settings zeigen diese Begriffe ihre Bedeutung. Folgt man den Ausführungen eines systemisch-konstruktivistischen Paradigmas, so sind sämtliche Ansichten Ergebnisse einer beobachtungsabhängigen Viabilitätsprüfung, wobei diese je nach Kontext unterschiedlich sein kann und sich im Rahmen von Interdependenzen mit anderen Beteiligten oder Sachverhalten verändern kann. Beispielhaft sei hier die therapeutische Zielfindung angeführt:

> Gemeinsam mit der Patientin werden zu Beginn eines Therapieprozesses relevante Ziele vereinbart. Diese werden auf Basis von Viabilitätseinschätzungen der Patientin und der Therapeutin ausgewählt, denen ein beobachter- und kontextabhängiger Blickwinkel zu Grunde liegt. Im Verlauf der Therapie ändern sich private und berufliche Lebensumstände der Patientin, so dass sich der Kontext ändert, und es zu einer veränderten Viabilität kommt. Auf dieser Grundlage werden andere Ziele priorisiert. Vergleichbares gilt auch für die Therapeutin, die im Verlauf der Therapie auf Aspekte aufmerksam wird, die die Viabilität der vereinbarten Ziele in Frage stellt und im Kontext der neuen Beobachtungen eine Veränderung der Ziele für therapeutisch sinnvoll hält.

Dieses Beispiel und die dargestellten Interdependenzen im Bereich der Zielfindung ist übertragbar auf andere Bereiche der therapeutischen Intervention und betrifft sowohl Patientinnen und Patienten als auch Therapeutinnen und Therapeuten.

Als dritte Ebene sind zwei Begriffstrios anzusehen, die jeweils einzelne Aspekte der logopädischen Therapie besonders treffend darstellen: Die Begriffe *Kontingenz*,

Strukturdeterminiertheit und *strukturelle Koppelung* zeigen ihre Viabilität insbesondere bei der Beschreibung von Aspekten der Aktivitäten und der Interaktion der am therapeutischen Prozess Beteiligten. Neben den Therapeutinnen und Therapeuten sind dies die Patientinnen und Patienten samt deren Angehörigen. Darüber hinaus sind sämtliche Personen, mit denen die oben genannten in Interaktion stehen, zu deren Umwelt zu zählen und somit auch mit ihnen strukturell gekoppelt. Dabei gibt die aktuelle Strukturdeterminiertheit den Handlungsspielraum, die Kontingenz, der Aktivitäten und Interaktionen vor. Verändert sich die eigene Struktur, kann es zu Veränderungen der Kontingenz kommen, die sich wiederum auf die strukturelle Koppelung und letztlich auf den Therapiefortschritt auswirken kann.

> Als Beispiel sei hier ein Patient angeführt, der erstmals in seinem Leben eine logopädische Praxis besucht. Grund hierfür ist eine seit Monaten andauernde funktionelle Stimmstörung. Er fühlt sich unsicher und ist eher ablehnend der Therapie gegenüber eingestellt, was sich negativ auf den Beziehungsaufbau zu seiner Therapeutin auswirkt. Am nächsten Tag hat er seinen monatlichen Kegelabend und spricht das Thema im Kreise der Mitkegler an. Von diesen erfährt er, dass verschiedene Bekannte bereits in dieser Praxis waren und gute Erfahrungen gemacht haben. Unabhängig von der eigentlichen therapeutischen Arbeit ändert sich dadurch seine Einstellung zur Therapie bzw. seine Struktur und Kontingenz und ermöglicht so eine strukturelle Koppelung als Grundlage der Therapie.

Dieses vereinfachte Beispiel soll zeigen, wie Koppelungen mit Personen außerhalb des logopädischen Umfelds zu Veränderungen von Struktur und Kontingenz führen und letztlich die strukturelle Koppelung im therapeutischen Setting beeinflussen können.

Abschließend sei das zweite Begriffstrio der dritten Ebene vorgestellt: Die Schlüsselbegriffe *Anschlussfähigkeit*, *Differenzerfahrung* und *Perturbation*. Diese beschreiben insbesondere Aspekte der Lehr- / Lern- sowie Beratungssituationen im logopädischen Kontext. Analog des pädagogischen Settings ist auch in der logopädischen Therapie das Ermöglichen von neuem Wissen ein relevanter Aspekt. In diesem Zusammenhang bietet das Hinterfragen der Anschlussfähigkeit den Therapeutinnen und Therapeuten die Möglichkeit, das *Neue* individuell und zielgerichtet aufzubereiten und dabei die Möglichkeit, den Patientinnen und Patienten eine Differenzerfahrung zu bieten. Im Bereich der Perturbationen wurde im Verlauf der Arbeit bereits darauf hingewiesen, dass diese zur Anregung von Veränderungen zwar notwendig sind, sie aber im therapeutischen Kontext sensibel eingesetzt werden sollten. Es gilt zu berücksichtigen, dass die Patientinnen und Patienten die der Therapie zugrunde liegende Erkrankung, die möglicherweise geänderten Lebensumstände sowie den Therapiebesuch selber bereits als Perturbationen erfahren und so ihre Fähigkeit mit Perturbationen umgehen zu können, am Limit sein könnte.

Diese Eingruppierung der Schlüsselbegriffe in verschiedenen Ebenen soll keine Aussage über deren Wertigkeit treffen, sondern vielmehr eine Möglichkeit bieten, die Schlüsselbegriffe der systemisch-konstruktivistischen Pädagogik in einer auf die logopädischen Therapie zugeschnittenen Clusterung darzustellen.

Zusammenfassend bleibt zu sagen, dass die Schlüsselbegriffe, und somit letztlich die Pädagogik aus Sicht eines systemisch-konstruktivistischen Paradigmas, einen relevanten Beitrag für die Beschreibung von Aktivitäten und Interaktionen in der logopädischen Therapie bieten.

5.2   Ausblick

Nachdem die Schlüsselbegriffe ihre Viabilität im Rahmen der logopädischen Therapie unter Beweis gestellt haben, ergeben sie neue und ergänzende Frage- und Aufgabenstellungen. Im folgenden sollen diese in die Bereiche *Begriffe*, *Ausbildung*, *Übertragung* und *praktische Relevanz* unterteilt werden.

Zunächst ist die Frage zu klären, ob die ausgewählten *Begriffe* tatsächlich ausreichend aussagekräftig für die Betrachtung eines systemisch-konstruktivistischen Paradigmas der Pädagogik sind. In Beantwortung dieser Fragestellung könnte in Texten der systemisch-konstruktivistischen Pädagogik nach weiteren Begriffen recherchiert werden.

Im Bereich der *Ausbildung* kann eine weiterführende Aufgabenstellung in der inhaltlichen Betrachtung der aktuell zur Verfügung stehenden 140 Stunden Pädagogik und Sonderpädagogik im Rahmen der fachschulischen Logopädie-Ausbildung an verschiedenen Bildungsträgern sein. Darüber hinaus erscheint eine Untersuchung der im Rahmen der Modellklausel vorhandenen universitären Ausbildung sowie der bestehenden logopädischen Bachelor- und Master-Studienprogramme nach Umfang und Inhalten der pädagogischen bzw. erwachsenenpädagogischen Module interessant. In Summe kann so ein aktuelles Bild über die inhaltlichen Schwerpunkte der pädagogischen Studien- und Ausbildungsinhalte erstellt werden. Darauf aufbauend erscheint es folgerichtig, die Aspekte eines systemisch-konstruktivistischen Paradigmas, unter Berücksichtigung und Gewichtung bereits bestehender Programme, erwachsenpädagogisch aufzubereiten und in die fachschulische bzw. universitäre Bildung der Logopädinnen und Logopäden einzubringen.

Als dritter Bereich kann im Rahmen weiterführender Betrachtungen die *Übertragbarkeit* der gemachten Aussagen auf andere Berufsgruppen überprüft werden. Hier sind zunächst die sprachtherapeutischen Berufe zu erwähnen, aber auch die Ergo- und Physiotherapie als weitere Therapieberufe. Darüber hinaus scheint es auch von Interesse, medizinische und soziale Berufe in diese Betrachtung mit einzubeziehen. Gerade wenn das systemisch-konstruktivistische Paradigma im Rahmen eines interdisziplinären Zugangs zu Betroffenen die Zusammenarbeit verbessern helfen soll, ist der Einbezug möglichst vieler Berufsgruppen förderlich.

Zuletzt sei die Prüfung der *praktischen Relevanz* vorgestellt. Hiermit ist zunächst der Einbezug von Logopädinnen und Logopäden gemeint, die aktuell mit Patientinnen und Patienten arbeiten, um die Anwendbarkeit einer systemisch-konstruktivistisch geprägten Denk- und Arbeitsweise im logopädischen Alltag zu betrachten. Im Anschluss erscheint auch der Einbezug weiterer Professionen interessant, um den Aspekt der Interdisziplinarität mit einzubeziehen.

Zu den vier oben aufgeführten Betrachtungsfeldern sei ergänzend erwähnt, dass nicht nur Deutschland, sondern auch das europäische Ausland und für die Logopädie auch der amerikanische Sprachraum, als Bezugspunkt für die Suche nach bereits vorhandenen Informationen und Konzepten betrachtet werden kann.

5.3　Anmerkungen zur Vorgehensweise

Vor einem abschließenden Fazit sollen drei Anmerkungen zur Vorgehensweise gegeben werden:

In der gendergerechten Formulierung dieser Arbeit wurde Wert darauf gelegt, beide Formen ohne Abkürzungen gleichberechtigt nebeneinander zu stellen. Dies kann teilweise etwas sperrig oder gestelzt wirken, wurde aber verwendet, da es den Lesefluss im Vergleich zur Nutzung von Abkürzungen häufig weniger stört. Der einheitliche Beginn mit der femininen Form soll keine Benachteiligung der maskulinen Form darstellen, sondern dient der Einheitlichkeit und letztlich einer besseren Lesbarkeit. Eine Ausnahme von dieser Vorgehensweise bilden die Ausführungen im Zusammenhang mit dem Schlüsselbegriff der Beobachtungsabhängigkeit. Einerseits bot es sich nicht an, dauerhaft von Beobachtungen zu sprechen, da es häufig auch um die Auswirkung auf diejenigen ging, die die Beobachtungen machten. Die gendergerechte Umsetzung mit der Formulierung *Beobachterinnen und Beobachter* erschien in der konkreten An-wendung vielfach ebenso unangebracht und störend, wie eine Umschreibung mit der Formulierung *Personen, die eine Beobachtung machen*. Die letztlich gewählte Form von einem Beobachter zu sprechen, erfolgt in Anlehnung an die betrachtete Literatur und in dem Wunsch, die Komplexität der inhaltlichen Zusammenhänge nicht durch sprachliche Elemente weiter zu erhöhen.

Als zweite Anmerkung zur Vorgehensweise soll auf die für einige Leser even-tuell fehlende oder zu kurz kommende kritische Auseinandersetzung mit den Inhalten eingegangen werden. In den zur Fragestellung hinleitenden Kapiteln 2 und 3 wurde le-diglich kurz auf mögliche Kritiken hingewiesen und keine tiefere, inhaltliche Auseinan-dersetzung mit diesen vorgenommen. Dies erscheint folgerichtig, da Inhalt der Arbeit eine Übertragung von Schlüsselbegriffen eines systemisch-konstruktivistischen Para-digmas der Pädagogik ist und nicht die kritische Auseinandersetzung mit dem Paradig-ma selber. Bei der Übertragung der Schlüsselbegriffe handelt es sich um *eine* beob-achtungsabhängige Sichtweise. Dabei wurden die Ergebnisse einer inneren Viabilitäts-prüfung verschriftlicht, die keinen Anspruch auf eine Allgemeingültigkeit haben.

Die dritte Anmerkung bezieht sich auf die Nutzung der Schlüsselbegriffe. Die Postulierung der vierzehn Begriffe als Schlüsselbegriffe eines systemisch-konstruktivis-tischen Paradigmas in der Pädagogik einerseits und der weitgehende Nutzungsver-zicht während der Ausführungen im Kapitel 2 andererseits kann zu Irritationen führen. Diese Vorgehensweise wurde gewählt, um der für das Kapitel 4.1 geplanten Einfüh-rung der Schlüsselbegriffe möglichst wenig vor zu greifen. Eine Umstellung der Bear-beitung bot sich nicht an, da Schlüsselbegriffe erst eingeführt werden können, wenn dass, was diese Schlüsselbegriffe beschreiben sollen auch bekannt ist. Da das Schrei-ben und Lesen einer linearen Reihenfolge bedarf, erscheint die gewählte Art und Wei-se eine zielführende Form der Aufbereitung des Themas zu sein.

5.4 Fazit

Arnold und Siebert (vgl. 2003: 127) führen in Bezug auf den Konstruktivismus aus, dass Pädagoginnen und Pädagogen selber entscheiden müssen, ob dieser für sie viabel erscheint. Darüber hinaus seien die konstruktivistischen Blickwinkel nicht neu (vgl. ebd.). Siebert (2007: 6) formuliert es pointiert mit: „auch Konstruktivisten haben nicht den pädagogischen Stein der Weisen gefunden". Wobei er aber gleichfalls ausführt, dass Konstruktivismus und Systemtheorie „das Spektrum der Beobachtungen und Unterscheidungen" (ebd.) bereichern.

Diese Aussagen von Siebert und Arnold bilden eine treffende Grundlage für die zusammenfassende Betrachtung dieser Arbeit. So erscheinen weder die ausgewählten Schlüsselbegriffe noch die systemisch-konstruktivistische Pädagogik selber inhaltlich völlig neue Aspekte innerhalb der logopädischen Therapie zu sein. Vielmehr können mit ihrer Hilfe Situationen, Handlungen und Interaktionen *anders* und je nach Beobachter und beobachtetem Beobachter auch treffender beschrieben werden. In wie weit sich Logopädinnen und Logopäden auf die Begriffswelt und das Paradigma einlassen, um Arnold und Siebert erneut zu folgen, bleibt ihnen selbst überlassen und wird auch davon abhängen, wie viel Viabilität sie dieser Blickrichtung abgewinnen. Lässt man sich ein, so gilt es zu akzeptieren, dass neben den Patienten und Patienten auch die Therapeutinnen und Therapeuten und die Umwelt in die therapeutische Betrachtung und Entscheidungsfindung einbezogen werden müssen.

An dieser Stelle soll ein Begriff hervorgehoben werden: So erscheint der Umgang und die Ausgestaltung von Perturbationen eine notwendige Kernkompetenz von Therapeutinnen und Therapeuten zu sein. Einerseits sind sie unerlässlich für das Bereitstellen von Differenzerfahrungen und somit von therapierelevanten Inhalten, andererseits kann eine therapeutische Fehleinschätzung über die Fähigkeit der Betroffenen, mit Perturbationen umgehen zu können, und somit einer eventuellen Blockierung von neuen Inhalten, beispielsweise in der logopädischen Schlucktherapie, lebensbedrohliche Folgen haben. Im therapeutischen Alltag ist immer eine durch Grunderkrankung und Therapiebesuch möglicherweise bereits vorhandene Perturbation zu berücksichtigen, und eine höchstmögliche Anschlussfähigkeit der therapeutischen Inhalte sicher zu stellen.

Als Essenz dieser Arbeit bleibt festzuhalten, dass die Begriffswelt und somit letztlich die systemisch-konstruktivistische Pädagogik den Logopädinnen und Logopäden andere, teils neue Beschreibung von therapeutischem Handeln bietet. Mit diesen erweiterten Möglichkeiten können sich Therapeutinnen und Therapeuten noch individueller auf die Bedürfnisse und Wünsche der Patientinnen und Patienten einlassen und förderliche strukturelle Koppelungen mit ihnen eingehen. Im Ergebnis bietet sich so die Möglichkeit, die Patientinnen und Patienten mittels einer für sie anschlussfähigen und viablen Therapie auf ihrem Weg zu begleiten. Für die Erwachsenenpädagogik bietet sich durch den Einbezug eines systemisch-konstruktivistischen Paradigmas die Chance, ihre Bedeutung als Grundlagenwissenschaft für den therapeutischen Bereich zu vergrößern, und ihre Erkenntnisse aus Lehr-Lernsituationen im pädagogischen Kontext auf die Logopädie zu übertragen.

Literaturverzeichnis

Arnold, Rolf (2016): Die emotionale Konstruktion der Wirklichkeit. Beiträge zu einer emotionspädagogischen Erwachsenenbildung. 4., unveränderte Auflage. Baltmannsweiler: Schneider Verlag Hohengehren.

Arnold, Rolf (2015a): Systemische Erwachsenenbildung. Die transformierende Kraft des begleiteten Selbstlernens. 2., unveränderte Auflage. Baltmannsweiler: Schneider Verlag Hohengehren.

Arnold, Rolf (2015b): Systemtheoretische Grundlagen einer Ermöglichungsdidaktik. In: Arnold, Rolf; Schüßler, Ingeborg (Hrsg.): Ermöglichungsdidaktik. Erwachsenenpädagogische Grundlagen und Erfahrungen. 2. Auflage. Baltmannsweiler: Schneider Verlag Hohengehren, S. 14–36.

Arnold, Rolf (2010a): Konstruktivismus. In: Arnold, Rolf; Nolda, Sigrid; Nuissl, Ekkehard (Hrsg.): Wörterbuch Erwachsenenbildung. 2., überarbeitete Auflage. Bad Heilbrunn: Verlag Julius Klinkhardt, S. 173–175.

Arnold, Rolf (2010b): System. In: Arnold, Rolf; Nolda, Sigrid; Nuissl, Ekkehard (Hrsg.): Wörterbuch Erwachsenenbildung. 2., überarbeitete Auflage. Bad Heilbrunn: Verlag Julius Klinkhardt, S. 279–280.

Arnold, Rolf (2009): Seit wann haben Sie das? Grundlinien eines emotionalen Konstruktivismus. Heidelberg: Carl-Auer Verlag.

Arnold, Rolf (2007): Ich lerne, also bin ich. Eine systemisch-konstruktivistische Didaktik. Heidelberg: Carl-Auer Verlag.

Arnold, Rolf (1996): Weiterbildung. Ermöglichungsdidaktische Grundlagen. München: Verlag Vahlen.

Arnold, Rolf; Gómez Tutor, Claudia (2007): Grundlinien einer Ermöglichungsdidaktik. Bildung ermöglichen - Vielfalt gestalten. Augsburg: Zentrum für interdisziplinäres erfahrungsorientiertes Lernen.

Arnold, Rolf; Schüßler, Ingeborg (1998): Wandel der Lernkulturen. Ideen und Bausteine für ein lebendiges Leben. Darmstadt: Wissenschaftliche Buchgesellschaft.

Arnold, Rolf; Siebert, Horst (2003): Konstruktivistische Erwachsenenbildung. Von der Deutung zur Konstruktion von Wirklichkeit. 4., unveränderte Auflage. Baltmannsweiler: Schneider Verlag Hohengehren.

Baumfeld, Leo; Hummelbrunner, Richard; Lukesch, Robert (2009): Instrumente systemischen Handelns. Eine Erkundungstour. Leonberg: Rosenberger Fachverlag.

Becker, Frank; Reinhardt-Becker, Elke (2001): Systemtheorie. Eine Einführung für die Geschichts- und Kulturwissenschaften. Frankfurt am Main, New York: Campus Verlag.

© Springer Fachmedien Wiesbaden GmbH, ein Teil von Springer Nature 2019
A. Wolfs, *Konstruktivistische Sichtweisen in der logopädischen Therapie*,
Best of Therapie, https://doi.org/10.1007/978-3-658-24303-6

Beushausen, Ulla (2011): Clinical Reasoning. In: Siegmüller, Julia; Bartels, Henrik (Hrsg.): Leitfaden Sprache, Sprechen, Stimme, Schlucken. 3., völlig überarbeitete Auflage. München: Urban & Fischer Verlag, S. 387–391.

Beushausen, Ulla (2009a): Entscheidungshilfen. In: Beushausen, Ulla (Hrsg.): Therapeutische Entscheidungsfindung in der Sprachtherapie. Grundlagen und 14 Fallbeispiele. Unter Mitarbeit von Wenke Walther. München: Urban & Fischer Verlag, S. 59–76.

Beushausen, Ulla (2009b): Grundlagen der therapeutischen Entscheidungsfindung. In: Beushausen, Ulla (Hrsg.): Therapeutische Entscheidungsfindung in der Sprachtherapie. Grundlagen und 14 Fallbeispiele. Unter Mitarbeit von Wenke Walther. München: Urban & Fischer Verlag, S. 5–27.

Beushausen, Ulla; Walther, Wenke (2009): Entscheidungen im therapeutischen Prozess. In: Beushausen, Ulla (Hrsg.): Therapeutische Entscheidungsfindung in der Sprachtherapie. Grundlagen und 14 Fallbeispiele. Unter Mitarbeit von Wenke Walther. München: Urban & Fischer Verlag, S. 39–58.

Borgetto, Bernhard (2017): Das Transtheoretische Professionalisierungsmodell (TraP). Grundlagen und Perspektiven für die therapeutischen Gesundheitsberufe. In: Sander, Tobias; Dangendorf, Sarah (Hrsg.): Akademisierung der Pflege. Berufliche Identitäten und Professionalisierungspotentiale im Vergleich der Sozial- und Gesundheitsberufe. Weinheim: Juventa Verlag, S. 144–207.

Brauer, Thomas; Tesak, Jürgen (2007): Logopädie. Was ist das? Eine Einführung mit Tonbeispielen. 3. überarbeitete Auflage. Idstein: Schulz-Kirchner Verlag.

Büttner, Claudia; Quindel, Ralf (2013): Gesprächsführung und Beratung. Sicherheit und Kompetenz im Therapiegespräch. 2. Auflage. Berlin, Heidelberg: Springer-Verlag.

Collin, Finn (2008): Konstruktivismus für Einsteiger. Paderborn: Wilhelm Fink Verlag.

dbl: Deutscher Bundesverband für Logopädie e. V. (Hrsg.) (2017): Logopädie: Ausbildung und Beruf. Daten und Fakten. Online verfügbar unter https://www.dbl-ev.de/fileadmin/Inhalte/Publikationen/0002_dbl_Ausbildung_Beruf_2017_web_201 70317.pdf [zugegriffen am 01.08.2017].

dbl: Deutscher Bundesverband für Logopädie e. V. (Hrsg.) (2010): Berufsleitlinien Logopädie. in der Fassung des Beschlusses der Mitgliederversammlung vom 04.06.2010. Online verfügbar unter https://www.dbl-ev.de/fileadmin/Inhalte/Publikationen/0008_Berufsleitlinien.pdf [zugegriffen am 01.08.2017].

Dehn-Hindenberg, Andrea (2010): Gesundheitskommunikation im Therapieprozess. Lehr- und Arbeitsbuch für Ausbildung, Studium und Praxis. Idstein: Schulz-Kirchner Verlag.

DIMDI: Deutsches Institut für Medizinische Dokumentation und Information (2005): ICF. Internationale Klassifikation der Funktionsfähigkeit, Behinderung und Gesundheit. Online verfügbar unter http://www.dimdi.de/dynamic/de/klassi/downloadcenter/icf/stand2005/ [zugegriffen am 07.08.2017].

Eicher, Iris (2009): Sprachtherapie planen, durchführen, evaluieren. München, Basel: Ernst Reinhardt Verlag.

Felden, Heide von (2010): Pädagogik. In: Arnold, Rolf; Nolda, Sigrid; Nuissl, Ekkehard (Hrsg.): Wörterbuch Erwachsenenbildung. 2., überarbeitete Auflage. Bad Heilbrunn: Verlag Julius Klinkhardt, S. 233–235.

Forrester, Jay W. (1972): Grundsätze einer Systemtheorie. (Principles of systems). Wiesbaden: Gabler Verlag.

Glasersfeld, Ernst von (2012): Konstruktion der Wirklichkeit und des Begriffs der Objektivität. In: Gumin, Heinz; Meier, Heinrich (Hrsg.): Einführung in den Konstruktivismus. 13. Auflage., ungekürzte Taschenbuchausgabe. München: Piper Verlag, S. 9–39.

Glasersfeld, Ernst von (1999): Konstruktion und Unterricht. In: Zeitschrift für Erziehungswissenschaft 2 (4), S. 499–506.

Glasersfeld, Ernst von (1996): Radikaler Konstruktivismus. Ideen, Ergebnisse, Probleme. Frankfurt am Main: Suhrkamp Verlag.

Grohnfeldt, Manfred (2016a): Entstehung und Wandel der Berufsgruppen des Sprachheilwesens in Deutschland. In: Grohnfeldt, Manfred (Hrsg.): Kompendium der akademischen Sprachtherapie und Logopädie. Band 1: Sprachtherapeutische Handlungskompetenzen. Stuttgart: Verlag W. Kohlhammer, S. 11–17.

Grohnfeldt, Manfred (2016b): Wissenschaftstheoretische Grundlagen. In: Grohnfeldt, Manfred (Hrsg.): Kompendium der akademischen Sprachtherapie und Logopädie. Band 1: Sprachtherapeutische Handlungskompetenzen. Stuttgart: Verlag W. Kohlhammer, S. 21–30.

Grohnfeldt, Manfred (2012): Grundlagen der Sprachtherapie und Logopädie. Mit 44 Abbildungen und 31 Tabellen. München, Basel: Ernst Reinhardt Verlag.

Grohnfeldt, Manfred (Hrsg.) (2007): Lexikon der Sprachtherapie. Stuttgart: Verlag W. Kohlhammer.

Grohnfeldt, Manfred (2003): Menschenbilder in sprachtherapeutischen Handlungsfeldern. In: Grohnfeldt, Manfred (Hrsg.): Lehrbuch der Sprachheilpädagogik und Logopädie. Band 4. Beratung, Therapie und Rehabilitation. Stuttgart: Verlag W. Kohlhammer, S. 17–23.

Grohnfeldt, Manfred; Ritterfeld, Ute (2000): Grundlagen der Sprachheilpädagogik und Logopädie. In: Grohnfeldt, Manfred (Hrsg.): Lehrbuch der Sprachheilpädagogik und Logopädie. Band 1. Selbstverständnis und theoretische Grundlagen. Stuttgart: Verlag W. Kohlhammer, S. 15–46.

Grötzbach, Holger; Hollenweger Haskell, Judith; Iven, Claudia (2014): Einführung in die ICF. In: Grötzbach, Holger; Hollenweger Haskell, Judith; Iven, Claudia (Hrsg.): ICF und ICF-CY in der Sprachtherapie. Umsetzung und Anwendung in der logopädischen Praxis. 2., aktualisierte und überarbeitete Auflage. Idstein: Schulz-Kirchner Verlag, S. 11–25.

Grötzbach, Holger; Iven, Claudia (2016): Zur Bedeutung der ICF. In: Grohnfeldt, Manfred (Hrsg.): Kompendium der akademischen Sprachtherapie und Logopädie. Band 1: Sprachtherapeutische Handlungskompetenzen. Stuttgart: Verlag W. Kohlhammer, S. 48–61.

Hammer, Sabine S. (2012): Stimmtherapie mit Erwachsenen. Was Stimmtherapeuten wissen sollten. 5. Auflage. Berlin, Heidelberg: Springer-Verlag.

Hejl, Peter M. (2012): Konstruktion der sozialen Konstruktion: Grundlinien einer konstruktivistischen Sozialtheorie. In: Gumin, Heinz; Meier, Heinrich (Hrsg.): Einführung in den Konstruktivismus. 13. Auflage., ungekürzte Taschenbuchausgabe. München: Piper Verlag, S. 109–146.

Hejl, Peter M. (1987): Konstruktion der sozialen Konstruktion: Grundlinien einer konstruktivistischen Sozialtheorie. In: Schmidt, Siegfried J. (Hrsg.): Der Diskurs des radikalen Konstruktivismus. Frankfurt am Main: Suhrkamp Verlag, S. 303–339.

Heuermann, Hartmut (2014): Sprachwissenschaft für den Alltag. Ein Kompendium. Unter Mitarbeit von Alexander Gräbner. 3., aktualisierte und erweiterte Ausgabe. Frankfurt am Main: Peter Lang Verlag.

Hoffschildt, Christiane (2014): Bezüge zur Logopädie. In: Grohnfeldt, Manfred (Hrsg.): Grundwissen der Sprachheilpädagogik und Sprachtherapie. Stuttgart: Verlag W. Kohlhammer, S. 113–116.

Jantsch, Erich (1992): Die Selbstorganisation des Universums. Vom Urknall zum menschlichen Geist. Erweiterte Neuauflage. München, Wien: Hanser Verlag.

Jones, Mark A.; Rivett, Darren A. (Hrsg.) (2006): Clinical Reasoning in der Manuellen Therapie. Grundlagen und 23 Fallbeispiele von namhaften Therapeuten. Unter Mitarbeit von Ulrike Tautenhahn. München: Urban & Fischer Verlag.

Kade, Jochen (1997): Vermittelbar / nicht-vermittelbar: Vermitteln: Aneignen. Im Prozeß der Systembildung des Pädagogischen. In: Lenzen, Dieter; Luhmann, Niklas (Hrsg.): Bildung und Weiterbildung im Erziehungssystem. Lebenslauf und Humanontogenese als Medium und Form. Frankfurt am Main: Suhrkamp Verlag, S. 30–70.

Kälble, Karl; Borgetto, Bernhard (2016): Soziologie der Berufe im Gesundheitswesen. In: Richter, Matthias; Hurrelmann, Klaus (Hrsg.): Soziologie von Gesundheit und Krankheit. Wiesbaden: Springer Fachmedien, S. 383–402.

Kannengieser, Simone (2012): Sprachentwicklungsstörungen. Grundlagen, Diagnostik und Therapie. 2., aktualisierte und erweiterte Auflage. München: Urban & Fischer Verlag.

Katz-Bernstein, Nitza (2003): Therapie aus pädagogisch-psychologischer Sicht. In: Grohnfeldt, Manfred (Hrsg.): Lehrbuch der Sprachheilpädagogik und Logopädie. Band 4. Beratung, Therapie und Rehabilitation. Stuttgart: Verlag W. Kohlhammer, S. 66–90.

Kittel, Anita M. (2011): Myofunktionelle Therapie. 10., überarbeitete Auflage. Idstein: Schulz-Kirchner Verlag.

Klemme, Beate; Siegmann, Gaby (2006): Clinical Reasoning. Therapeutische Denkprozesse lernen. 20 Abbildungen. 56 Tabellen. Stuttgart, New York: Georg Thieme Verlag.

Kneer, Georg; Nassehi, Armin (2000): Niklas Luhmanns Theorie sozialer Systeme. Eine Einführung. 4., unveränderte Auflage. München: Wilhelm Fink Verlag.

Langenscheidts Taschenwörterbuch Latein. Lateinisch - Deutsch. Deutsch - Lateinisch (1998). 48. Auflage. Berlin: Langenscheidt Verlag.

Lenzen, Dieter (1997): Lösen die Begriffe Selbstorganisation, Autopoiesis und Emergenz den Bildungsbegriff ab? Niklas Luhmann zum 70. Geburtstag. In: Zeitschrift für Pädagogik 43 (6), S. 949–968. Online verfügbar unter http://www.pedocs.de/volltexte/2015/7014/pdf/ZfPaed_1997_6_Lenzen_Loesen_die_Begriffe_Selbstorganisation.pdf [zugegriffen am 23.08.2017].

Lenzen, Dieter (1989): Pädagogik - Erziehungswissenschaft. In: Lenzen, Dieter (Hrsg.): Pädagogische Grundbegriffe. 2. Jugend bis Zeugnis. Hamburg: Rowohlt Taschenbuch Verlag, S. 1105–1117.

Luhmann, Niklas (2008): Soziologische Aufklärung 6. Die Soziologie und der Mensch. 3. Auflage. Wiesbaden: Verlag für Sozialwissenschaften / GWV Fachverlage.

Luhmann, Niklas (2005a): Soziologische Aufklärung 2. Aufsätze zur Theorie der Gesellschaft. 5. Auflage. Wiesbaden: Springer Fachmedien.

Luhmann, Niklas (2005b): Soziologische Aufklärung 5. Konstruktivistische Perspektiven. 3. Auflage. Wiesbaden: Springer Fachmedien.

Luhmann, Niklas (2002): Einführung in die Systemtheorie. Heidelberg: Carl-Auer-Systeme Verlag.

Luhmann, Niklas (1991): Soziale Systeme. Grundriß einer allgemeinen Theorie. 4. Auflage. Frankfurt am Main: Suhrkamp Verlag.

Luhmann, Niklas (1985): Die Autopoiesis des Bewußtseins. In: Soziale Welt 36 (4), S. 402–446. Online verfügbar unter http://www.jstor.org/stable/40877451 [Zugegriffen am 23.07.2017].

Maturana, Humberto R. (1998): Biologie der Realität. Frankfurt am Main: Suhrkamp Verlag.

Maturana, Humberto R. (1987a): Biologie der Sozialität. In: Schmidt, Siegfried J. (Hrsg.): Der Diskurs des radikalen Konstruktivismus. Frankfurt am Main: Suhrkamp Verlag, S. 287–302.

Maturana, Humberto R. (1987b): Kognition. In: Schmidt, Siegfried J. (Hrsg.): Der Diskurs des radikalen Konstruktivismus. Frankfurt am Main: Suhrkamp Verlag, S. 89–118.

Maturana, Humberto R. (1985): Erkennen: Die Organisation und Verkörperung von Wirklichkeit. Ausgewählte Arbeiten zur biologischen Epistemologie. 2., durchgesehene Auflage. Braunschweig: Vieweg & Sohn Verlagsgesellschaft.

Maturana, Humberto R.; Varela, Francisco J. (1984): Der Baum der Erkenntnis. Die biologischen Wurzeln des menschlichen Erkennens. München: Goldmann Verlag.

Meixner, Johanna (1997): Konstruktivismus und die Vermittlung produktiven Wissens. Neuwied: Luchterhand Verlag.

Müller-Commichau, Wolfgang (2003): Verstehen und verstanden werden. Ethische Perspektiven in konstruktivistischer Pädagogik. Mainz: Matthias-Grünewald-Verlag.

Nolda, Sigrid (2015): Einführung in die Theorie der Erwachsenenbildung. 3., aktualisierte Auflage. Darmstadt: Wissenschaftliche Buchgesellschaft.

Pons Lateinisch-Deutsch. Globalwörterbuch (1984). Stuttgart: Ernst Klett Verlag.

Pörksen, Bernhard (Hrsg.) (2015): Schlüsselwerke des Konstruktivismus. 2., aktualisierte und erweiterte Auflage. Wiesbaden: Springer Fachmedien.

Prosiegel, Mario; Weber, Susanne (2013): Dysphagie: Diagnostik und Therapie. Ein Wegweiser für kompetentes Handeln. 2., aktualisierte Auflage. Berlin, Heidelberg: Springer-Verlag.

Rathey-Pötzke, Beatrice (2011): Entscheidungen im Therapieprozesss - wie machen wir das eigentlich? Ein Blick auf Clinical Reasoning. In: Forum Logopädie 25 (5), S. 20–26.

Rausch, Monika; Schrey-Dern, Dietlinde (2007): Logopädie. In: Grohnfeldt, Manfred (Hrsg.): Lexikon der Sprachtherapie. Stuttgart: Verlag W. Kohlhammer, S. 184–186.

Reich, Kersten (2010): Systemisch-konstruktivistische Pädagogik. Einführung in die Grundlagen einer interaktionistisch-konstruktivistischen Pädagogik. 6., neu ausgestattete Auflage. Weinheim, Basel: Beltz Verlag.

Rustemeyer, Dirk (2013): Konstruktivismus in der Erziehungswissenschaft. In: Gogolin, Ingrid; Kuper, Harm; Krüger, Heinz-Hermann; Baumert, Jürgen (Hrsg.): Stichwort. Zeitschrift für Erziehungswissenschaft. Wiesbaden: Springer Fachmedien, S. 125–144.

Rustemeyer, Dirk (1999): Stichwort. Konstruktivismus in der Erziehungswissenschaft. In: Zeitschrift für Erziehungswissenschaft 2 (4), S. 467–484. Online verfügbar unter http://www.pedocs.de/volltexte/2011/4530/pdf/ZfE_1999_04_Rustemeyer_Konstruktivismus_D_A.pdf [zugegriffen am 27.08.2017].

Sandrieser, Patricia; Schneider, Peter (2015): Stottern im Kindesalter. 4. Auflage. Stuttgart, New York: Georg Thieme Verlag.

Schlippe, Arist von; Schweitzer, Jochen (1998): Lehrbuch der systemischen Therapie und Beratung. 5. Auflage. Göttingen: Vandenhoeck & Ruprecht.

Schneider, Barbara; Wehmeyer, Meike; Grötzbach, Holger (2014): Aphasie. Wege aus dem Sprachdschungel. 6. Auflage. Berlin, Heidelberg: Springer-Verlag.

Schubert, Katrin; Wildegger-Lack, Elisabeth (2014): Praxen. In: Grohnfeldt, Manfred (Hrsg.): Grundwissen der Sprachheilpädagogik und Sprachtherapie. Stuttgart: Verlag W. Kohlhammer, 385-388.

Schüßler, Ingeborg (2016): Ermöglichungsdidaktische Fallstricke. Subjektivierungspraktiken und "Verantwortungslosigkeiten". In: Arnold, Rolf; Gómez Tutor, Claudia; Prescher, Thomas; Schüßler, Ingeborg (Hrsg.): Ermöglichungsdidaktik. Offene Fragen und Potenziale. Baltmannsweiler: Schneider Verlag Hohengehren, S. 85–114.

Siebert, Horst (2016): Die Ermöglichungsdidaktik aus konstruktivistischer Sicht. In: Arnold, Rolf; Gómez Tutor, Claudia; Prescher, Thomas; Schüßler, Ingeborg (Hrsg.): Ermöglichungsdidaktik. Offene Fragen und Potenziale. Baltmannsweiler: Schneider Verlag Hohengehren, S. 57–71.

Siebert, Horst (2015a): Erwachsene - lernfähig aber unbelehrbar? Was der Konstruktivismus für die politische Bildung leistet. Schwalbach: Wochenschau Verlag.

Siebert, Horst (2015b): Konstruktivistische Leitlinien einer Ermöglichungsdidaktik. In: Arnold, Rolf; Schüßler, Ingeborg (Hrsg.): Ermöglichungsdidaktik. Erwachsenenpädagogische Grundlagen und Erfahrungen. 2. Auflage. Baltmannsweiler: Schneider Verlag Hohengehren, S. 37–47.

Siebert, Horst (2012a): Didaktisches Design. Studienbrief EB 0420 des Master-Fernstudiengangs der TU Kaiserslautern. 3., aktualisierte und überarbeitete Auflage. Unveröffentlichtes Manuskript. Kaiserslautern.

Siebert, Horst (2012b): Didaktisches Handeln in der Erwachsenenbildung. Didaktik aus konstruktivistischer Sicht. 7., überarbeitete Auflage. Augsburg: Zentrum für interdisziplinäres erfahrungsorientiertes Lernen.

Siebert, Horst (2012c): Lernen und Bildung Erwachsener. 2., aktualisierte und überarbeitete Auflage. Bielefeld: Bertelsmann Verlag.

Siebert, Horst (2010): Lernen. In: Arnold, Rolf; Nolda, Sigrid; Nuissl, Ekkehard (Hrsg.): Wörterbuch Erwachsenenbildung. 2., überarbeitete Auflage. Bad Heilbrunn: Verlag Julius Klinkhardt, S. 190–192.

Siebert, Horst (2009): Selbstgesteuertes Lernen und Lernberatung. Konstruktivistische Perspektiven. 3., überarbeitete Auflage. Augsburg: Zentrum für interdisziplinäres erfahrungsorientiertes Lernen.

Siebert, Horst (2007): Vernetztes Lernen. Systemisch-konstruktivistische Methoden der Bildungsarbeit. 2., überarbeitete Auflage. Augsburg: Zentrum für interdisziplinäres erfahrungsorientiertes Lernen.

Siebert, Horst (2005): Pädagogischer Konstruktivismus. Lernzentrierte Pädagogik in Schule und Erwachsenenbildung. 3., überarbeitete und erweiterte Auflage. Weinheim, Basel: Beltz Verlag.

Siebert, Horst (2003a): Pädagogischer Konstruktivismus. Lernen als Konstruktion von Wirklichkeit. 2., vollständig überarbeitete und erweiterte Auflage. München: Luchterhand Verlag.

Siebert, Horst (2003b): Vernetztes Lernen. Systemisch-konstruktivistische Methoden der Bildungsarbeit. München: Luchterhand Verlag.

Siebert, Horst (1998): Konstruktivismus. Konsequenzen für Bildungsmanagement und Seminargestaltung. Frankfurt am Main: Deutsches Institut für Erwachsenenbildung.

Siebert, Horst (1994): Lernen als Konstruktion von Lebenswelten. Entwurf einer konstruktivistischen Didaktik. Frankfurt am Main: Verlag für Akademische Schriften.

Simon, Fritz B. (2006): Einführung in Systemtheorie und Konstruktivismus. Heidelberg: Carl-Auer Verlag.

Spital, Helga (2004): Stimmstörungen im Kindesalter. Ursachen, Diagnose, Therapiemöglichkeiten ; 9 Tabellen. Stuttgart, New York: Georg Thieme Verlag.

Terhart, Ewald (2002): Konstruktivismus und Unterricht. Eine Auseinandersetzung mit theoretischen Hintergründen, Ausprägungsformen und Problemen konstruktivistischer Didaktik. 2. Auflage. Bönen: Verlag für Schule und Weiterbildung.

Terhart, Ewald (1999): Konstruktivismus und Unterricht. Gibt es einen neuen Ansatz in der Allgemeinen Didaktik? In: Zeitschrift für Pädagogik 45 (5), S. 629–647. Online verfügbar unter http://www.pedocs.de/volltexte/2012/5967/pdf/ZfPaed_1999_5_Terhart_Konstruktivismus_Unterricht.pdf [zugegriffen am 21.08.2017].

Varela, Francisco J. (1987): Autonomie und Autopoiese. In: Schmidt, Siegfried J. (Hrsg.): Der Diskurs des radikalen Konstruktivismus. Frankfurt am Main: Suhrkamp Verlag, S. 119–132.

Varela, Francisco J.; Maturana, Humberto R.; Uribe, Ricardo B. (1974): Autopoiesis. The organization of living systems, its characterization and a model. In: Biosystems 5 (4), S. 187–196. Online verfügbar unter http://www.sciencedirect.com/ science/article/pii/0303264774900318 [zugegriffen am 21.08.2017].

Vester, Frederic (1987): Unsere Welt - ein vernetztes System. 4. Auflage, 37. - 46. Tsd. München: Deutscher Taschenbuch Verlag.

Wanetschka, Vera (2012): Sherlock Holmes und Columbo in der Logopädie. Ein struktureller Weg von der Diagnose zum Therapieabschluss. Therapie Lernen I. Bremen: Edition HarVe.

Watzlawick, Paul (2003): Wie wirklich ist die Wirklichkeit? Wahn, Täuschung, Verstehen. Sonderausgabe, 2. Auflage. München: Piper Verlag.

Wendlandt, Wolfgang (2017): Sprachstörungen im Kindesalter. Materialien zur Früherkennung und Beratung. 8., überarbeitete und erweiterte Auflage. Stuttgart, New York: Georg Thieme Verlag.

Wendler, Jürgen (2005): Phoniatrie und Pädaudiologie - die medizinische Disziplin für Kommunikationsstörungen. In: Wendler, Jürgen; Seidner, Wolfgang; Eysholdt, Ulrich (Hrsg.): Lehrbuch der Phoniatrie und Pädaudiologie. 4., völlig überarbeitete Auflage. Stuttgart, New York: Georg Thieme Verlag, S. 3–10.

Willke, Helmut (2006): Systemtheorie I: Grundlagen. Eine Einführung in die Grundprobleme der Theorie sozialer Systeme. 7., überarbeitete Auflage. Stuttgart: Lucius & Lucius Verlagsgesellschaft.

Verzeichnis der Gesetze und Verordnungen

BGB: Bürgerliches Gesetzbuch in der Fassung der Bekanntmachung vom 2. Januar 2002 (BGBl. I S. 42, 2909; 2003 I S. 738), das zuletzt durch Artikel 2 des Gesetzes vom 17. Juli 2017 (BGBl. I S. 2513) geändert worden ist. Online verfügbar unter https://www.gesetze-im-internet.de/bgb/BGB.pdf [zugegriffen am 01.08.2017].

HeilM-RL: Richtlinie des Gemeinsamen Bundesausschusses Richtlinie über die Verordnung von Heilmitteln in der vertragsärztlichen Versorgung in der Fassung vom 19. Mai 2011 veröffentlicht im Bundesanzeiger Nr. 96 (S. 2247) vom 30. Juni 2011 in Kraft getreten am 1. Juli 2011 zuletzt geändert am 16. März 2017 veröffentlicht im Bundesanzeiger BAnz AT 29.05.2017 B7 in Kraft getreten am 30. Mai 2017. Online verfügbar unter https://www.g-ba.de/downloads/62-492-1399/HeilM-RL_2017-03-16_iK-2017-05-30.pdf [zugegriffen am 12.07.2017].

LogAPrO: Ausbildungs- und Prüfungsordnung für Logopäden vom 1. Oktober 1980 (BGBl. I S. 1892), die zuletzt durch Artikel 17 des Gesetzes vom 18. April 2016 (BGBl. I S. 886) geändert worden ist. Online verfügbar unter https://www.gesetze-im-internet.de/logapro/LogAPrO.pdf [zugegriffen am 01.08.2017].

LogopG: Gesetz über den Beruf des Logopäden vom 7. Mai 1980 (BGBl. I S. 529), das zuletzt durch Artikel 17c des Gesetzes vom 23. Dezember 2016 (BGBl. I S. 3191) geändert worden ist. Online verfügbar unter http://www.gesetze-im-internet.de/logopg/LogopG.pdf [zugegriffen am 01.08.2017].

SGB V: Das Fünfte Buch Sozialgesetzbuch – Gesetzliche Krankenversicherung – (Artikel 1 des Gesetzes vom 20.Dezember 1988, BGBl. I S. 2477, 2482), das zuletzt durch Artikel 8b des Gesetzes vom 17. Juli 201 (BGBl. I S. 2615) geändert worden ist. Online verfügbar unter https://www.gesetze-im-internet.de/sgb_5/SGB_5.pdf [zugegriffen am 01.08.2017].

© Springer Fachmedien Wiesbaden GmbH, ein Teil von Springer Nature 2019
A. Wolfs, *Konstruktivistische Sichtweisen in der logopädischen Therapie*,
Best of Therapie, https://doi.org/10.1007/978-3-658-24303-6

Anhang 1: Unterrichtsinhalte Logopädie-Fachschulen nach Bereichen im Details

Tabelle 7: Unterrichtsinhalte Logopädie-Fachschulen nach Bereichen im Details (vgl. LogAPro: Anlage 1 zu §1 Abs.1) [28]

Fach	Bereich	Stunden
Logopädie	Logopädie	480
Sprecherziehung	Logopädie	100
Stimmbildung	Logopädie	100
Aphasiologie	Logopädie	40
Gesamt Logopädie		**720**
Phoniatrie	Medizin	120
Anatomie und Physiologie	Medizin	100
Pädiatrie und Neuropädiatrie	Medizin	80
Audiologie und Pädaudiologie	Medizin	60
Hals-, Nasen-, Ohren-Heilkunde	Medizin	60
Neurologie und Psychiatrie	Medizin	60
Elektro- und Hörgeräteakustik	Medizin	20
Kieferorthopädie, Kieferchirurgie	Medizin	20
Pathologie	Medizin	20
Gesamt Medizin		**540**
Psychologie und klinische Psychologie	Psychologie	120
Kinder- und Jugendpsychiatrie	Psychologie	40
Gesamt Psychologie		**160**
Sonderpädagogik	Pädagogik	80
Pädagogik	Pädagogik	60
Gesamt Pädagogik		**140**
Berufs-, Gesetzes- und Staatsbürgerkunde	Allgemein	60
Soziologie	Allgemein	40
Gesamt Allgemein		**100**
Phonetik / Linguistik	Linguistik	80
Gesamt Linguistik		**80**
Gesamt		**1.740**

---

28 Grundlage der in Tabelle 3 dargestellten Unterrichtsstunden je Bereich.

Anhang 2: Kurzbeschreibung der Schlüsselbegriffe

Tabelle 8: Kurzbeschreibung der Schlüsselbegriffe

Schlüsselbegriff	Kurzbeschreibung[29]
Anschlussfähigkeit	Möglichkeit neues Wissen an vorhandenes Wissen anzuschließen.
Autopoiese	Fähigkeit sich selbst zu reproduzieren und zu erhalten, ohne auf ein Außen oder eine Umwelt angewiesen zu sein.
Beobachtungsabhängigkeit	Die Wirklichkeit eines Menschen ist beobachtungsabhängig. Durch seine Beobachtungen legt er das fest, was er als seine Umwelt bestimmt und was seine Realität ist.
Differenzerfahrung	Das Erfahren bzw. das Erkennen einer Differenz ermöglicht es, Dinge von einander abzugrenzen.
Emergenz	Von außen nicht planbares, spontanes und kreatives Entstehen von Neuem auf Basis von Vorhandenem, beispielsweise Erkenntnis.
Interdependenz	Gegenseitige Abhängigkeit; in dieser Arbeit insbesondere die Abhängigkeit zwischen Therapeutinnen und Therapeuten, Patientinnen und Patienten und deren Angehörigen.
Kontextabhängigkeit	Abhängigkeit eines Prozesses von seinem Kontext, also dem Zusammenhang in dem er statt findet.
Kontingenz	Vorgegebener Handlungsspielraum in einer konkreten Situation. Von außen betrachtet birgt dieser den Anschein einer Unvorhersehbarkeit oder Zufälligkeit von Aktionen.
Perturbation	Störungen von außen, die zu Veränderungen in geschlossenen Systemen anregen können.
Selbstorganisation	Systeme organisieren sich selbst. Sie reagieren mittels ihrer eigenen Logik, teils spontan und von außen nicht nachvollziehbar.
Selbstreferenz	Systeme referenzieren, also beziehen sich bei ihren Handlungen primär auf sich selbst.
Strukturdeterminiertheit	Die aktuelle Struktur eines Systems determiniert, also bestimmt oder definiert die Grenzen, in denen sich das System entwickeln kann.
Strukturelle Koppelung	Beziehung von zwei oder mehr Systemen untereinander.
Viabilität	Informationen oder Gegenstände gelten dann als viabel, wenn sie als brauchbar, lebensdienlich oder angemessen beschrieben werden können.

---

29 Kurzbeschreibungen in Anlehnung an die Ausführungen in Kapitel 4.1

Printed in the United States
By Bookmasters